Veronika von Eichborn

Sexuelle Gewalterfahrung – die Kraft der Betroffenen

Veronika von Eichborn

Sexuelle Gewalterfahrung – die Kraft der Betroffenen

Posttraumatisches Wachstum und biografische Bildungsprozesse

Tectum Verlag

Veronika von Eichborn

Sexuelle Gewalterfahrung – die Kraft der Betroffenen.
Posttraumatisches Wachstum und biografische Bildungsprozesse
ISBN: 978-3-8288-2469-0

Besuchen Sie uns im Internet
www.tectum-verlag.de

Bibliografische Informationen der Deutschen Nationalbibliothek
Die Deutsche Nationalbibliothek verzeichnet diese Publikation in der Deutschen Nationalbibliografie; detaillierte bibliografische Angaben sind im Internet über http://dnb.ddb.de abrufbar.

Danksagung

Ich möchte mich bei all denjenigen bedanken, die mich bei der Umsetzung dieses Projektes unterstützt haben. Mein besonderer Dank gilt den Frauen von Wildwasser Berlin e. V., die bereit waren, mich an ihren Erfahrungen und ihrem ganz persönlichen Weg teilhaben zu lassen.

Inhalt

Abbildungs- und Tabellenverzeichnis

1 Einleitung

In Deutschland wird etwa jedes 4. bis 5. Mädchen und jeder 12. bis 14. Junge Opfer sexualisierter Gewalt. Dies belegen empirische Untersuchungen der letzten Jahre. Spektakuläre Einzelfälle wie beispielsweise die Dutroux-Affäre wurden in den vergangenen Jahren medienwirksam aufbereitet. Dadurch konnte das Thema für kurze Zeit ins öffentliche Bewusstsein gerückt werden. Die Perspektive ist dabei meist auf den Täter gerichtet und auf die Frage, wie es zu den Übergriffen kommen konnte. Die „Opfer" der sexuellen Gewalt verschwinden dagegen schnell aus dem öffentlichen Fokus. Die erlebte Traumatisierung hat jedoch einen wesentlichen Einfluss auf die weitere Entwicklung der Betroffenen. Sind sie ein Leben lang durch die Gewalterfahrung geschädigt und defizitär? Lebensgestaltung und -qualität der Betroffenen stehen in einem engen Zusammenhang mit einer möglichen Verarbeitung der Gewalterfahrung. Welche Veränderungen bringt der leidvolle und langwierige Weg der Verarbeitung der Gewalterfahrung mit sich?

In dieser Arbeit wird untersucht, inwiefern Verarbeitungsprozesse, die unweigerlich Veränderungen in der Lebensgestaltung und der Lebensphilosophie mit sich bringen, als Bildungsprozesse verstanden werden können. Erstmals hat Spies (2000) Biographien von Betroffenen, die sexuelle Gewalt in der Kindheit erlebten, auf Bildungsprozesse hin untersucht. Sie folgte dabei Hentigs (1995) Bildungskriterium. Meine Untersuchung orientiert sich hingegen an Tedeschis und Calhouns (1995) Beschreibung eines posttraumatischen Wachstums, welche ich auf ihre Übertragbarkeit auf den Verarbeitungsprozess sexueller Gewalterfahrungen hin überprüfe. Anschließend wird betrachtet, inwieweit die von den Autoren dargestellten Veränderungen innerhalb der Selbstwahrnehmung, Beziehungsgestaltung und Lebensphilosophie mit einem allgemeinen Wandel der Selbst- und Fremdwahrnehmung erklärbar sind und auf die Reflexion der eigenen Biographie zurückgeführt werden können. Wenn der Verarbeitungsprozess zu einem neuen Verständnis der Erfahrungen führt und sich in einer neuen Selbst- und Weltreferenz äußert, müsste dies anhand der Darstellung der eigenen Lebensgeschichte analysiert werden können. Eine solche Veränderung der Selbst- und Weltreferenz würde im Sinne von Marotzki (2006) auf Bildungsprozesse hinweisen.

Zudem vermute ich einen Zusammenhang zwischen Copingstrategien und der Entwicklung spezifischer sozialer Fähigkeiten. Diese könnten den Betroffenen für ihren Verarbeitungsprozess zur Verfügung stehen. Wenn dieser Prozess ein Bildungsprozess ist, dann könnte sich die veränderte Selbstreferenz auch auf die eigenen Fähigkeiten beziehen. Ich möchte untersuchen, ob es innerhalb des Verarbeitungsprozesses zu Veränderungen von sozialen Fähigkeiten, deren Wahrnehmung und Nutzung kommt. Wenn Betroffene sexueller Gewalterfahrungen über spezifische Fähigkeiten verfügen und diese gezielt einsetzen können, so könnte von Kompetenzen gesprochen werden, über welche verfügt werden kann, und zwar über den Verarbeitungsprozess hinaus in Beruf und Alltag. Daher werde ich in dieser Arbeit aus einer salutogenetischen Perspektive heraus die Traumafolgen in ihrer Funktion als Copingstrategien betrachten und auf die Herausbildung und Entwicklung von Fähigkeiten innerhalb des Verarbeitungsprozesses hin überprüfen.

Der theoretische Teil dieser Arbeit beginnt mit einer Klärung der für die Untersuchung relevanten Begriffe und einer Auswertung von einschlägiger Fachliteratur aus Sozialwissenschaften und dem Bereich der klinischen Sozialarbeit. Dies dient dazu, das Phänomen der sexuellen Gewalt an Kindern sowie den Umgang mit den „Opfern" in seinem historischen und gesellschaftlichen Kontext zu erfassen, da von einer Wechselwirkung zwischen gesellschaftlichem Umgang und den Copingprozessen der Betroffenen auszugehen ist. Anschließend werde ich den Forschungsstand zu sexueller Gewalt und deren Folgen für die Betroffenen skizzieren. Hierbei wird eine salutogenetische, ressourcenorientierte Perspektive eingenommen. Im Anschluss wird das Modell von Tedeschi und Calhoun zu posttraumatischem Wachstum innerhalb von Copingprozessen erläutert. Den Abschluss des theoretischen Teils bildet eine Einführung in die erziehungswissenschaftliche Biographie- und Bildungsforschung als der Erforschung von Veränderungen innerhalb der Selbst- und Weltreferenz durch Reflexion. Die Darstellung des Zusammenhangs zwischen der Verarbeitung sexueller Gewalterfahrungen und der Biographieforschung leitet zum zweiten Hauptteil über.

Im empirischen Teil der Arbeit wird ein Verarbeitungsprozess auf Bildungsprozesse und die Entwicklung von Fähigkeiten und Ressourcen hin untersucht. Dazu werden Daten über ein problemzentriertes Interview nach Witzel (2000) erhoben und in Form einer qualitativen Inhaltsanalyse nach Mayring (2000) analysiert. Die Auswahlkriterien dieser Methoden, welche sich aus dem Untersuchungsgegenstand ergeben, werden dabei erläutert. Auch das konkrete Vorgehen in der Datenerhebung wird dargestellt, um die Erhebungssituation möglichst transparent und nachvollziehbar zu gestalten. Die Ergebnisse der Analyse werden in einer Einzelfalldarstellung präsentiert und anhand von daraus entwickelten Hypothesen diskutiert. Die Übertragbarkeit posttraumatischen Wachstums auf die Verarbeitung sexueller Gewalterfahrungen wird anhand der Analyse überprüft und auf Bildungsprozesse hin untersucht werden.

Im Schlussteil der Arbeit werden mögliche Konsequenzen aus der Analyse, auch in Bezug auf einen eventuell weiteren Forschungsbedarf hin, formuliert.

Ich hoffe, mit dieser Arbeit Verständnis für den Prozess der Verarbeitung sexueller Gewalterfahrungen in der Kindheit sowie für die enormen Leistungen der Betroffenen innerhalb des Verarbeitungsprozesses zu wecken. Das Leben der Betroffenen ist zwar langfristig von dieser Erfahrung geprägt und führt zu einem hohen Leidensdruck, die Betroffenen sind jedoch keineswegs darauf zu reduzieren, dass sie hilflose, geschädigte Opfer seien.

Diese Arbeit bezieht sich auf Frauen in Deutschland, welche in ihrer Kindheit sexuelle Gewalt durch Männer aus ihrem sozialen Umfeld erfahren haben. Ich werde mich einer kursiven Schreibweise bedienen, um Zitate aus dem Interview und zentrale Begriffe hervorzuheben.

2 Begriffsklärung

Monika Gerstendörfer (2007) hat in Bezug auf sexuelle Gewalt an Kindern in „Der verlorene Kampf um die Wörter" auf die opferfeindliche und bagatellisierende Sprache in unserer Gesellschaft hingewiesen - und auch oder gerade im wissenschaftlichen Diskurs sollte ein bewusster Umgang mit Begriffen selbstverständlich sein. Auf diese Problematik wurde bereits ausführlich in unterschiedlichen Publikationen eingegangen (vgl. Olbricht, 2004, S. 8 ff.; Wipplinger & Amann, 1997, S. 13 ff.), sodass hier auf eine detaillierte Auseinandersetzung verzichtet werden kann.

Den nach wie vor viel verwendeten Begriff des sexuellen Missbrauchs werde ich in dieser Arbeit nicht verwenden, da die Darstellung von Kindern als Gebrauchs-Objekte unmoralisch, entwürdigend und gefährlich ist. Der Begriff suggeriert eine gewisse Konsumberechtigung und dient letztendlich der Rechtfertigung und dem Täterschutz. Für diese Arbeit käme der Begriff der sexuellen Traumatisierung infrage, welcher betont, dass es sich nicht um eine einzelne schlimme Verletzung handelt, sondern auf die Langzeitwirkungen verweist, welche das ganze Leben prägen und überschatten können und ähnliche Reaktionen und Erkrankungen hervorrufen können wie bei Folteropfern. Jedoch bezeichnet dieser Begriff meiner Meinung nach eine individuelle Problematik und impliziert eine pathogenethische Betrachtungsweise, welche nicht der Perspektive dieser Arbeit entspricht.

Ich favorisiere die Bezeichnung der sexualisierten Gewalterfahrung, welche verdeutlicht, dass es sich primär um eine Form von Gewalt- und Machtausübung handelt, welche sexualisiert wird. Ich folge dem Ursachenverständnis feministischer Theoretikerinnen (vgl. Brockhaus & Kolshorn, 1993, S. 216 ff.) und verstehe die Täter - mit wenigen Ausnahmen - nicht als triebgesteuerte Opfer sexueller Reize, sondern gehe davon aus, dass nicht wie im traditionellen Ursachenverständnis verankert (vgl. dies., S. 203 ff.) die sexuelle Befriedigung im Vordergrund steht, sondern die Erniedrigung und Unterdrückung des Kindes, primär des Mädchens als dem schwächsten Mitglied einer patriarchalen Gesellschaftsstruktur. Da jedoch meine Forschung auf die subjektive Wahrnehmung der „Opfer" ausgerichtet ist und es sich in deren Erleben um eine sexuelle Gewalttat handelt, werde ich den Begriff der sexuellen Gewalterfahrung verwenden.

Sexuelle Gewalt an Kindern wird meist durch die Handlungen des Täters definiert und skaliert (vgl. Deegener, 1998, S. 22 f.). Das subjektive

Erleben des Kindes und die Folgen der Gewalterfahrung sind vielleicht schwerer kategorisierbar, spielen aber eine entscheidende Rolle für sein weiteres Leben und sollten in einer Definition sexueller Gewalt berücksichtigt werden, ebenso wie die Intention des Täters. Die Bewertung konkreter Handlungen des Täters bzw. erzwungener Handlungen des Kindes kann nur ein erster Richtwert sein, der in einem auf den Täter konzentrierten Rechtsstaat zur Strafmaßbestimmung hilfreich sein mag.

Ich verstehe unter Handlungen sexueller Gewalt - neben oralem, analem und genitalem Geschlechtsverkehr - jeden Umgang mit Kindern, der von diesen als sexuelle Gewalt erlebt und/oder vom Täter sexualisiert wird. Hierbei folge ich Olbricht, welche die Grenze zwischen der für das Kind notwendigen Zärtlichkeit und sexueller Gewalt dort zieht, wo das Kind die Freiheit verliert, Körperkontakt, der ihm unangenehm ist, zu verweigern, und wo die Intention des Erwachsenen nicht fürsorglich ist, sondern der Macht- oder sexuellen Befriedigung auf Kosten des Kindes dient (vgl. Olbricht, 2004, S. 53).

Eine Altersgrenze zwischen „Opfer" und Täter als Kriterium festzulegen, halte ich für bedenklich, sie findet in meiner Definition von sexueller Gewalt keine Beachtung. Deegener weist auf internationale Studien hin, die darauf schließen lassen, „dass etwa 20-25 % der Vergewaltigungen und 30-40 % der sexuellen Mißbrauchshandlungen durch Kinder bzw. Jugendliche bzw. Heranwachsende begangen werden" (Deegener, 1998, S. 61). Sexuelle Gewalt kann zudem auch von Jüngeren an Schwächeren verübt werden (vgl. Wipplinger & Amann, 1997, S. 22 f.), besonders häufig ist sexuelle Gewalt auch gegen Menschen mit Behinderungen gerichtet (vgl. Zemp et al., 1997, S. 738 ff.).

Bei Frauen in der Verarbeitungsphase handelt es sich nicht um hilflose Menschen (vgl. Olbricht, 2004, S. 174), daher werde ich - um einer Stigmatisierung vorzubeugen - weitestgehend auf den Opferbegriff verzichten. In der Selbsthilfe wird häufig der Begriff der *Überlebenden* sexueller Gewalt benutzt. Er impliziert einerseits, die als existenzbedrohend wahrgenommene Gewalt überlebt zu haben, andererseits die Entwicklung von Überlebensmechanismen, welche zur Existenzsicherung dienten, jedoch auf Überleben statt auf Leben ausgerichtet sind. Zuletzt steht der Begriff auch für die enorme Überlebenskraft des Kindes und der Frau. Spies kritisiert diesen Terminus, die „Bezeichnung ‚Überlebender sexueller Gewalt' beinhaltet für die Betroffenen die Zuweisung einer sozialen Rolle, die als beschädigt festgeschrieben ist" (Spies, 2000, S. 201). Die Bezeichnung *Betroffene* sexueller Gewalt finde ich undeutlich, da der Kreis der Betroffenen im engeren Sinne auch die Angehörigen einschließen kann und im weiteren Sinne große Teile und Systeme der Gesellschaft, wie z. B. das Gesundheitssystem. In Ermangelung einer befriedigenden Begriffsfindung werde ich trotz meiner Bedenken von *Betroffenen sexueller Gewalterfahrungen* sprechen.

Eine weitere Problematik sehe ich bei den Begriffen *Bewältigung, Aufarbeitung* und *Verarbeitung* sexueller Gewalterfahrungen. *Bewältigung* assoziiert Überwindung und lässt außer Acht, dass eine „gelungene" Verarbeitung einer sexuellen Traumatisierung in der Integration dieses Erlebens liegt. Der Begriff *Aufarbeitung* scheint mir zu sehr auf die Vergangenheit und den Erinnerungsprozess ausgerichtet, wohingegen mir *Verarbeitung* passender scheint.

Beide Begriffe zeigen, dass es sich um Arbeit und um einen Prozess handelt. Dabei macht *Verarbeitung* deutlich, dass etwas, hier die Traumatisierung, genommen wird und durch den Prozess der Arbeit etwas Neues daraus entsteht, nämlich eine Neuorientierung, ein neuer Identitätsentwurf (vgl. Spies, 2000, S. 209). Der Begriff der *Verarbeitung* steht für den gesamten Prozess der Erinnerung oder Bewusstwerdung, der Bearbeitung, Integration und Neuorientierung, somit wird von dem *Verarbeitungsprozess* gesprochen werden. Tedeschi und Calhoun sprechen von einem *erfolgreichen Coping* "where the situation is understood, emotional distress decreases, and action is taken to successfully obtain revised goals" (Tedeschi & Calhoun, 1995, S. 90).

Die im Titel der Arbeit genannten Copingstrategien beinhalten für mich Überlebens- und Bewältigungsstrategien als Formen des Umgangs mit der sexuellen Gewalterfahrung. Die Motivation hinter der Entwicklung von Überlebensstrategien ist die reine Existenzsicherung. Sie umfassen sowohl Abwehr- als auch Anpassungsmechanismen.[1] Bewältigungsstrategien sind für mich hingegen Teil des Verarbeitungsprozesses, gezielte Bemühungen zu heilen bzw. die Lebensqualität ohne Dysfunktionalität und Selbstschädigung zu verbessern, der Schritt vom Überleben zum Leben. Aus den Überlebensstrategien des Kindes können Bewältigungsstrategien der Erwachsenen werden.

Eine begriffliche Zuordnung von Lernen und Bildung innerhalb der Erziehungswissenschaften ist schwierig, da beide von unterschiedlichen

---

1 Fischer und Riedesser unterscheiden bei Reaktionen auf gefährliche Situationen zwischen Coping als Anpassungsmechanismus und Abwehrmechanismen (vgl. Fischer & Riedesser, 2003, S. 363) wie Verdrängung, Regression, Isolierung, katatoide Starre, Dissoziation u.Ä., um einen permanenten, die Energievorräte erschöpfenden Alarmzustand zu unterbinden. Erweist sich die Situation weder durch Anpassung noch durch Abwehr als kontrollierbar, entsteht ein traumatisches Erleben.

Autoren und entsprechend des theoretischen Kontextes nicht einheitlich definiert und teilweise synonym verwendet werden. Ich verstehe die hier untersuchten biographischen Bildungsprozesse im Sinne Marotzkis Definition von Bildung als reflexive Verortung von Ereignissen, welche sich auf die Selbst- und Weltreferenz auswirkt (Marotzki, 2006, S. 61).

3 Gesellschaftliche Aspekte sexueller Gewalt an Kindern

Sexuelle Gewalt „stellt immer einen massiven Verstoß gegen das jedem Individuum selbstverständlich zustehende Recht auf Leben, auf körperliche und psychische Unversehrtheit, Intimsphäre und Würde dar" (Olbricht, 2004, S. 52 f.).

Sie muss in ihrer Form als ein gesamtgesellschaftliches Problem verstanden werden. Feministische Theorien gehen davon aus, dass sexuelle Gewalt an Frauen und Kindern nur in ihrem Zusammenhang mit patriarchalen Gesellschaftsstrukturen und ungleichen Machtverhältnissen innerhalb unserer Gesellschaft möglich ist und diese wiederum nährt (vgl. Brockhaus & Kolshorn, 1993, S. 93 ff.). Die Relevanz des gesellschaftlichen Aspekts sexueller Gewalt zeigt sich jenseits der Ursachenforschung in der Tatsache, dass viele Menschen direkt oder indirekt von ihr betroffen sind. Die Prägung durch soziale Einheiten beeinflusst dabei die Reaktionen auf die Gewalterfahrungen (vgl. Spies, 2000, S. 22 f.), ebenso wie der Umgang des sozialen Umfeldes mit dem Ereignis eine Wirkung auf die individuelle Traumareaktion hat (vgl. Olbricht, 2004, S. 68). Diese hat wiederum Einfluss auf die Gesellschaft.

Neben dem individuellen Leid und den entstehenden Kosten für die Betroffenen verursacht sexuelle Gewalt auch gesellschaftliche Folgekosten (vgl. Kavemann, 2000, S. 28 f.). Letztendlich bedeutet sexuelle Gewalt auch ein Versagen des Staates, denn der Schutz der Kinder und ihr Recht auf eine ungestörte Entwicklung ist eine staatliche Pflichtaufgabe (vgl. Oberlies, 2000, S. 47 ff.) und als solche in der UN-Kinderrechtskonvention beschrieben: „Die Vertragsstaaten verpflichten sich, das Kind vor allen Formen sexueller Ausbeutung und sexuellen Missbrauchs zu schützen" (UN-Kinderrechtskonvention, Artikel 34).[2]

Im Folgenden wird die Historie der sexuellen Gewalt an Kindern in Bezug auf Vorkommen und gesellschaftliche Reaktionen dargestellt, auf die aktuelle strafrechtliche Situation und die Folgekosten für die Gesellschaft eingegangen.

---

2 Siehe hierzu SGB VIII, § 1, GG, Art. 1,2 Sozialgesetzbuch.

3.1 Sexuelle Gewalt an Kindern von der Antike bis heute

Sexuelle Gewalt an Kindern ist kein neues Phänomen. Elisabeth Trube-Becker (1997) geht davon aus, dass sie früher wesentlich verbreiteter war als heute. Hinweise finden sich in den über fünf Jahrtausende alten Gesetzestexten der Sumerer und im Talmud, in denen von sexuellen Kontakten mit Kindern und von Kinderehen, d. h. Verehelichungen kleiner Mädchen mit Männern, gesprochen wird (vgl. dies., S. 38 f.).

Trube-Becker weist auch auf Opfer-Täter-Verdrehungen im Alten Testament hin: Lots Töchter (vgl. Genesis 19: 6–8) werden als Verführerinnen des durch Alkohol wehrlos gemachten Vaters dargestellt. Die Rechtsprechung in Bezug auf sexuelle Gewalt basierte auf der Gleichsetzung von Frau und Tochter mit dem Eigentum des Mannes (vgl. Trube-Becker, S. 40). Eine Vergewaltigung bedeutete für ein unverlobtes Mädchen entweder die Steinigung, wenn es nicht um Hilfe gerufen hatte, was als Einwilligung verstanden wurde, oder eine lebenslange Verbindung durch Ehe mit dem Täter.

Auch im antiken Griechenland und in Rom war sexuelle Gewalt an Kindern weit verbreitet. Trube-Becker deutet auf die durch die Römer von den Griechen und Etruskern übernommenen „Knabenbordelle", die an Sklavenjungen und Mädchen verübte sexuelle Gewalt und „Kinderprostitution"[3] hin. Auch in Kunst und Literatur gibt es Hinweise auf weitverbreitete sexuelle Gewalt an Kindern zu dieser Zeit (vgl. Trube-Becker, 1997, S. 41). Die Autorin verweist auch auf Aristoteles Kritik an Platons Idee eines gemeinsamen Aufwachsens von Kindern aus unterschiedlichen Familien: Dies führe dazu, dass Männer unbewusst inzestuöse Handlungen an ihren eigenen Kindern vornähmen, welches Aristoteles im Vergleich zu sexuellen Handlungen an fremden Kindern für unmoralisch gehalten habe (vgl. dies., S. 41 ff.).

In der viktorianischen Zeit wurde „Kinderpornografie"[4] international vertrieben und das Sammeln dieser war gesellschaftlich legitimiert (vgl.

---

3 Gerstendörfer (2007) betont die Problematik dieses Begriffs. „Sogenannte ‚Kinderprostituierte' sind keine aktiven Arbeitssuchenden oder Ähnliches, und sie bieten auch keine sexuellen Dienstleitungen an (Aktivum). Diese Kinder sind Verbrechensopfer, Opfer von schweren Menschenrechtsverletzungen, von rassistischer und geldgieriger Ausbeutung (Passivum)" (dies., S. 37).

4 Gerstendörfer weist in Bezug auf diesen Begriff auf die Würde der Kinder hin, und „auch in diesen scheinbar harmlosen FKK-Videos oder -Heften werden Kinder einer nach 'Frischfleisch' gierenden Käuferschicht regelrecht zum Fraß vorgeworfen. [...] Kinderpornographie gibt es nicht. Es handelt sich um Dokumentationen [...] von real stattgefundenen Zurichtungen, von Kindesmisshandlungen, entsetzlichen Folterungen und sogar Ermordungen" (dies., S. 42).

Olbricht, 2004, 20 f.). Opfer sexueller Gewalt wurden „als Huren aus dem elterlichen Haus gejagt“ (Trube-Becker, 1997, S. 44) und Mädchen prostituiert.

Erst mit Freuds Vortrag von 1896 „Über die Aetiologie der Hysterie“ begann die Untersuchung der Folgen von sexueller Gewalt an Kindern. Dennoch trat das Thema der sexuellen Gewalt dauerhaft erst im Zuge der Frauenbewegung der 1970er Jahre in das öffentliche Bewusstsein. „Die Privatsphäre als allgemein anerkannter gesellschaftlicher Wert war eine wirksame Barriere dagegen, dass weibliche Lebensrealität“ in das öffentliche Bewusstsein gedrungen sei (vgl. Hermann, 2006, S. 45). Wer über Gewalterfahrungen in diesem Bereich sprach, wurde abgewertet und galt als unglaubhaft: „Angst und Scham brachten Frauen zum Schweigen“ und dies „ermöglichte jede Form sexueller und familiärer Ausbeutung“ (dies., S. 45).

In den Anfängen der Frauenbewegung stand eine Welle der Bewusstseinsentwicklung. Frauen trafen sich in Gruppen ähnlich der Rap-Gruppen[5] der Vietnamveteranen. Innerhalb dieser Gruppen bestand die Verpflichtung zur Wahrheit. Hier konnten die Frauen erstmals über sexuelle Gewalterfahrungen sprechen, ohne auf Unverständnis, Unglaube oder Ablehnung zu stoßen (vgl. Hermann, 2006, S. 45). Gleichzeitig stellte dies eine empirische Forschungsmethode dar, die die Ansichten über sexuelle Gewalt an Frauen überprüfbar machte. „Die Ergebnisse dieser Untersuchungen bestätigten, dass die Erfahrungen der Frauen, die Freud hundert Jahre zuvor als Phantasien abgetan hatte, Realität waren“ (dies., S. 47). Ab Mitte der 1980er Jahre kommt es, auch in Deutschland, vermehrt zu Veröffentlichungen über Definition, Folgen, Betroffene und Täter, Ursachenforschung und die gesellschaftlichen und kulturellen Aspekte sexueller Gewalt.

1990 entwickelt sich eine „False-Memory“-Bewegung (vgl. Fischer & Riedesser, 2003, S. 284 ff.), welche die Erkenntnisse über sexuelle Gewalt,

---

Auch in der Viktorianischen Zeit handelte es sich nicht, wie das Wort Pornographie in diesem Zusammenhang suggeriert, um Kinder, die freiwillig und bewusst gegen Geld ihren Körper ablichten ließen, um Erwachsene sexuell zu erregen.

5 Die Veteranen organisierten Selbsthilfegruppen, in welchen sie von ihren traumatischen Erinnerungen erzählen konnten, und suchten Kontakt zu Psychiatern wie z. B. Chaim Shatan und R. J. Lifton. Die Selbsthilfegruppen boten den Betroffenen Trost und Hilfe und rückten die Kriegsfolgen in das öffentliche Bewusstsein. Die Veteranen kämpften dagegen an, stigmatisiert und vergessen zu werden. Laut Hermann hatten sich bis Mitte der 1970er Jahre Hunderte inoffizielle Selbsthilfegruppen gegründet (vgl. Hermann, 2006, S. 43 f.).

Traumatherapie und die Arbeit von Frauenberatungsstellen anzweifelt und heftig kritisiert:[6] Diese Bewegung schürt grundsätzliche Zweifel an frühen sexuellen Gewalterfahrungen, führt zu Vorurteilen gegenüber den Betroffenen und dient dem Täterschutz. Spies weist in diesem Zusammenhang auch auf erziehungswissenschaftliche Publikationen hin:[7] „Hier wird unter dem Deckmantel erziehungswissenschaftlicher Forschung eine Rechtfertigung für alle Männer, die Kindern Gewalt antun, angeboten" (dies., S. 27).

„Die systematische Erforschung psychischer Traumata braucht die Unterstützung einer politischen Bewegung" (Hermann, 2006, S. 20). Hermann sieht die Möglichkeit einer Erforschung traumatisierender sexueller Gewalterfahrungen nur, wo die „Unterordnung von Frauen und Kindern" (dies., S. 20) infrage gestellt wird und die Wissenschaft von einer starken politischen Bewegung unterstützt und gestärkt wird. Ohne diese komme es nicht zu einer Auseinandersetzung mit dem Geschehen, sondern zu Verleugnung, Verdrängung und Dissoziation im gesellschaftlichen und individuellen Bewusstsein. Hermanns Darstellung der Geschichte der Traumaforschung im Spiegel der politischen und gesellschaftlichen Faktoren zeigt, dass ohne diese Bereitschaft zur Fragestellung nach der gesellschaftlichen Voraussetzung für diese Übergriffe eine Traumaforschung nicht nachhaltig sein kann (vgl. dies., S. 51).

Wie weit die Opfer-Täter-Verkehrung[8] noch immer verbreitet ist, lässt sich an den Reaktionen in dem Dorf Eschenau mutmaßen. Dort war eine Frau zur Polizei gegangen, um die jahrelangen sexuellen Gewaltausübungen zweier Bürger an ihr anzuzeigen. Sie hatte bisher geschwiegen, da sie dachte, sie sei die Einzige, der dies widerfahren sei. Nachdem sie aus dem Dorf weggezogen war, hatte sie erst bei einem Besuch erfahren, dass es mehrere Betroffene gab. Ihr Fall war zwar verjährt, jedoch folgten mehrere Frauen ihrem Beispiel, sodass einer der Täter - der andere beging Selbstmord - schließlich im Oktober 2007 zu viereinhalb Jahren Haft verurteilt wurde. Ihm wurde u. a. nachgewiesen, dass er von 1987–2005 mehreren Mädchen sexuelle Gewalt angetan hatte. Beide Männer waren hochgeschätzte Persönlichkeiten in dem Dorf. Der eine war Leiter des Jägervereins, Schöffe bei Gericht und ein Funktionär des Bauernverbandes des Landkreises. Der Verurteilte ist ein angesehener Kaufmann.

---

6 Siehe hierzu auch Rutschky & Wolff (1994).

7 Spies (2000) untersuchte in diesem Zusammenhang Hartens (1995) Argumentationsstränge zur Backlash-Debatte.

8 Die Opferbeschuldigung stellt eine psychotraumatologische Abwehrstrategie dar (vgl. Fischer & Riedesser, 2003, S. 370).

Die Familie der ersten Klägerin wurde bedroht, beschimpft und ausgegrenzt und zog schließlich weg, womit sich die ursprüngliche Drohung eines der Täter zu Beginn der Übergriffe bewahrheitete: Das Brechen des Schweigegebotes würde zu einer Vertreibung ihrer Familie führen (vgl. Pryzbilla, 2007). „Für viele Eschenauer ist Heidi Marks nicht ein Opfer, sondern eine Täterin: eine Nestbeschmutzerin, die angesehene Bürger in Verruf bringt" (söd, 2008, www.stern.de). Die Heimatzeitung berichtet von Anrufen, welche die Opfer-Täter-Verdrehung anschaulich machen: „Das haben wir doch alle gewusst, dass die Heidi eine Hure ist." Dass es sich um ein damals vierjähriges Mädchen handelte, wird ausgeblendet. Auch die Taten selber, welche sexuelle Gewalt in Form von oraler und vaginaler Penetration umfassen, werden verharmlost. „Was ist schon dabei, einem Maderl mal den Rock zu lupfen?" (ders., ebenda).

Studien belegen, dass sexuelle Gewalt an Kindern ein internationales Phänomen ist (vgl. Finkelhor, 1997, S. 78). Erhebungen zu sexueller Gewalt in der Bundesrepublik Deutschland befassten sich lange primär mit klinischen Stichproben oder Fällen, die zur Anzeige kamen, 1992 wurde von Bange (2004) die erste Dunkelfeldstudie erhoben. Die einzige repräsentative Stichprobenerhebung wurde im selben Jahr vom Kriminologischen Forschungsinstitut Niedersachsen durchgeführt, deren Definition von sexueller Gewalt einen Altersunterschied zwischen „Opfer" und Täter von fünf Jahren festlegt. Auch muss die Tat der sexuellen Erregung des Täters dienen.[9] Ohne die einschränkenden Definitionskriterien gaben 18,1 % der Frauen an, sexuelle Gewalt erfahren zu haben. Dunkelfeldstudien aus Deutschland und Österreich lassen vermuten, dass etwa jedes vierte bis fünfte Mädchen sexuelle Gewalt erfährt, dass 25 % der Täter aus dem familiären Umfeld und weitere 5 0% aus dem Bekanntenkreis stammen (vgl. Deegener, 1998, S. 40).

3.2 Juristische Aspekte

Die Paragrafen 174, 176, 180 und 182 des deutschen Strafgesetzbuchs (StGB) sollen dem Schutz des Rechts auf eine „ungestörte sexuelle Entwicklung" (Dölling & Laue, 2005, S. 891) von Kindern und Jugendlichen dienen. Der § 176 StGB befasst sich mit der sexuellen Gewalt an Kindern unter 14 Jahren, Abs. 1 und 2 mit sexuellen Gewalttaten, die Körperkontakt mit einschließen. Das Strafmaß beträgt sechs Monate bis zehn Jahre Freiheitsstrafe oder in besonders schweren Fällen nach Abs. 3 mindestens ein Jahr. Sexuelle Gewalt wird durch die Erfüllung der in den §§

9 Siehe hierzu Kapitel 2. Begriffsklärung zu der Problematik von Definitionskriterien für sexuelle Gewalt.

176a und 176b festgelegten Qualifikationstatbestände - u. a. jegliche vaginale, orale, anale Penetration sowie eine starke Gefährdung der körperlichen und seelischen Entwicklung und gesundheitliche Folgeschäden - zu einem Verbrechen (vgl. Dölling & Laue, 2005, S. 898) mit entsprechenden Mindeststrafen.

Die Straftat wird durch § 176 Abs. 1 nach dem äußerlich sichtbaren Handeln bewertet, unabhängig davon, wie dies von dem Kind erlebt wird, ob es zu einer Schädigung des Kindes führt, mit seinem Einverständnis oder auf seine Initiative hin zu sexuellen Handlungen kommt (vgl. Dölling & Laue, 2005, S. 892). Inwieweit die oben genannten Folgeschäden für das Kind allein durch die äußeren Handlungen des Täters vorhersehbar sind, scheint jedoch fraglich.[10] Das ganze Ausmaß der Schädigung ist z. T. erst nach Jahrzehnten erkennbar, und Stärke und Ausprägung akuter und chronischer Reaktionen werden nicht nur durch die äußeren Handlungen des Täters beeinflusst. Individuelle Aspekte der Betroffenen wie Alter, Entwicklungsstand, Bewältigungskompetenzen, moralische Konflikte, aber auch Umweltreaktionen und Drohungen des Täters spielen eine Rolle (vgl. Olbricht, 2004, S. 27, 33f ., 143; vgl. Gahleitner, 2005a, S. 33).

Das StGB sieht Verjährungsfristen von drei bis dreißig Jahren vor, welche sich nach der Strafandrohung richten. Bei sexueller Gewalt an unter 14-Jährigen nach den §§ 174 und 176 beginnt die Verjährungsfrist mit der „Vollendung des 18. Lebensjahres" der Betroffenen (vgl. Dölling & Laue, 2005, S. 919). Hier stellt sich in jüngster Zeit verstärkt die Frage, inwieweit der Aspekt der Verdrängung sexueller Gewalterfahrungen (vgl. Feldman-Summers & Pope, 1997, S. 281, vgl. Olbricht, 2004, S. 27 ff.) und die Zeit bis zur Entwicklung einer für eine Anklage bzw. zum Prozessieren notwendigen Stabilität berücksichtigt werden sollten.

3.2.1 Die Situation vor Gericht

Drewes (1997) betont die Ausrichtung des deutschen Strafrechts auf Buße und Resozialisierung des Täters. Der potenzielle Täter bekomme einen Pflichtverteidiger zur Wahrung seine Rechte gestellt und ggf. eine Therapie verordnet, welche vom Staat finanziert werde. Gleiches gelte nicht für die von sexueller Gewalt Betroffenen und ihre Angehörigen. Dies sei „der haarsträubende Zynismus unserer ‚arbeitsteiligen' Gesellschaft: Bei uns büßen und leiden die Opfer und die Täter werden getröstet und betreut" (ders., S. 48). Einen wichtigen Schritt sieht er in der Re-

10 Siehe hierzu Risiko- und protektive Faktoren (vgl. Fischer & Riedesser, 2003, S. 274 ff.).

form des Sexualstrafrechts von 1997, welche die Mindest- und Höchststrafen angehoben und somit das Ungleichgewicht gegenüber Eigentumsdelikten aufgehoben habe (vgl. ders., S. 159).

Dölling und Laue (2005) sehen in dem Zeugenschutzgesetz von 1998 und dem Opferrechtsreformgesetz von 2004 wichtige Möglichkeiten der Entlastung der von sexueller Gewalt Betroffenen innerhalb aller Bereiche des Verfahrens. Dies mache sie jedoch wiederum abhängig von den Einschätzungen der Vorsitzenden. Der Zeuge habe Anspruch auf einen staatlich finanzierten Rechtsbeistand, so die Staatsanwaltschaft den Bedarf sieht, muss jedoch einen Antrag stellen, wohingegen der Angeklagte immer über einen (Pflicht-)Verteidiger verfügt. Videovernehmungen, die Entfernung des Angeklagten aus dem Sitzungssaal für die Dauer der Zeugenbefragung, Zeugnis- und Untersuchungsverweigerungsrechte sowie ein Verletztenbeistand, so die Betroffene als Nebenklägerin auftritt, können diese weiter entlasten. Auch die Rechte auf und das Durchsetzen von Schmerzensgeldansprüchen haben sich verbessert.

Kirchhoff (1997) weist darauf hin, dass die Verurteilungswahrscheinlichkeit nur dann sehr hoch ist, wenn die Betroffene nicht der einzige Zeuge ist oder ein ärztliches Attest oder Gutachten vorgelegt werden kann. Jedoch hat schon Drewes die allgemeine Gutachtenproblematik vor Gericht angedeutet (vgl. ders., 1997, S. 25 ff.). Kirchhoff sieht aufgrund der aktuellen Gesetzeslage unter Berücksichtigung empirisch-viktimologischer Studien die Gefahr der sekundären Viktimisierung kindlicher Zeugen (vgl. Kirchhoff, 1997, S. 841). Diese würden nach den intimsten Details befragt und könnten durch wiederholtes Nachfragen das Gefühl bekommen, sich verteidigen zu müssen, was zu einer erlebten Opfer-Täter-Verkehrung und der Verstärkung bereits vorhandener Schuld- und Schamgefühle führen könne. Auch stelle die Strategie der Verteidigung, Aussagen und Glaubwürdigkeit der Betroffenen infrage zu stellen, eine direkte Form der Opfer-Täter-Verkehrung dar. Hier sei auch Olbrichts Hinweis zu berücksichtigen, dass traumatische Ereignisse nicht gänzlich im Hippokampus-System, dem „biographischen Gedächtniss" (Olbricht, 2004, S. 28) gespeichert werden. Die Speicherung der Reizspitzen erfolgt im Amygdala-System. Diese Erinnerungen sind fragmentarisch, ungeordnet und bestehen primär in sensorischen Eindrücken. Sie sind nicht abrufbar, können aber getriggert werden und werden dann als im hier-und-jetzt erlebt (vgl. dies., S. 28 ff.). Dies führt bei den Betroffenen zu einer starken Verunsicherung, Zweifel an dem Erlebten und der eigenen Rolle in der Situation. Die Folgen sind Schuldgefühlen, Zweifel an der eigenen Wahrnehmung, an dem Erlebten und der allgemeinen Realität. (vgl. dies., S. 27 ff.), welche durch das Verfahren vor Gericht weiter verstärkt werden können.

Stereotype in Bezug auf sexuelle Gewalt, welche trotz wissenschaftlich fundierter Widerlegungen innerhalb des Strafverfahrens nach wie vor zu Misstrauen gegenüber den Betroffenen, auch aufseiten der Richter, führen, beeinflussen die Situation der Betroffenen vor Gericht negativ (vgl. Kirchhoff, 1997, S. 837 ff.). Diese Stereotype führten zu dem Vorurteil, ein glaubwürdiges Opfer wehre sich massiv gegen den gewalttätigen Fremdtäter und sie oder ihre Familie meldeten die Tat direkt im Anschluss den Behörden. Diese Vorstellungen entsprechen nicht der durchschnittlichen realen Reaktion auf eine sexuelle Gewalterfahrung (vgl. Fischer & Riedesser, 2003, S. 363), erinnern jedoch an alttestamentarische Stereotype.

3.3 Gesellschaftliche Folgekosten

Kavemann nennt vier Bereiche, in welchen gesellschaftliche Folgekosten sexueller Gewalt an Kinder entstehen. Dazu zählen im Gesundheitsbereich Kosten für Psychotherapien, Medikamente, Klinikaufenthalte, Pflege chronisch Kranker u. a. Im juristischen Bereich entstehen gesellschaftliche Folgekosten durch Ermittlungskosten, Gutachterhonorare, Gefängnisunterbringung, Tätertherapie und mehr. Die Folgekosten im sozialen Bereich entstehen durch die Finanzierung von Beratungs- und Zufluchtsstellen, Drogenprojekten, Fortbildungen, Präventionsmaßnahmen u. a. In den Bereichen Arbeit und Wirtschaft entstehen Kosten durch krankheitsbedingte Arbeitsausfälle, Produktivitätsminderung, Krankengeld, Frührente, Arbeitslosengeld etc. (vgl. Kavemann, 1997, S. 232 ff.).

Dabei spare der Staat noch „sehr niedrig geschätzt - 4 Milliarden DM, weil 3,5 Millionen mißhandelte Frauen und über eine halbe Millionen mißbrauchter Kinder die Staatliche ‚Pflichtleistung' Strafverfolgung nicht in Anspruch nehmen" (Oberlies, 2000, S. 50).

Mit einer sexuellen Gewalterfahrung in der Kindheit wächst zusätzlich das Risiko, als Erwachsene erneut Opfer sexueller Gewalt zu werden, rasant an[11] (vgl. Kavemann, 2000, S. 38 f.). Wie hoch die Kosten durch sexuelle Gewalt für die Bundesrepublik Deutschland wirklich sind, ist bisher nicht untersucht worden. Gleiches gilt für die Gelder, die durch die Therapie von Kurz- und Langzeitfolgen von Krankenkassen, den Betroffenen und ihren Angehörigen selbst investiert werden und wie

11 Kavemann (1997) verweist auf Studien, welche zu dem Ergebnis kamen, dass 68 % der von sexueller Gewalt in der Kindheit betroffenen Befragten später Opfer einer durchgeführten oder versuchten Vergewaltigung waren und 45 % Misshandlungen durch ihren Partner erfuhren.

viel wirklich vom Staat investiert werden müsste, um eine erfolgreiche Bewältigung zu ermöglichen (vgl. Kavemann, 2000, S. 27 ff.).

Kavemann fragt jedoch auch, inwieweit „die Gewalt im Geschlechterverhältnis und die Gewalt gegen Kinder den Staat nicht nur mit Folgekosten belastet" (dies., S. 42) und ob nicht vielleicht auch „an den Folgen der Gewalt - z. B. in Form von Alkohol und Drogenkonsum, Inanspruchnahme von ärztlicher und therapeutischer Behandlung, Anwalts und Gutachterhonorare und den damit verbundenen Steuern - so viel verdient wird, daß sich das Tolerieren der Gewalt lohnt"[12] (dies., ebenda).

3.3.1 Prostitution und Suchtmittelkonsum als exemplarische Auswirkungen auf die Gesellschaft

Suchtmittelkonsum kann direkt mit sexuellen Gewalttaten in Zusammenhang stehen. Kreyssig (1997) verweist auf eine Umfrage von Loulan et al. (1992), nach welcher 50 % der befragten Frauen aus einem alkoholproblematischen Familienumfeld sexuelle Gewalterfahrungen hatten (vgl. Kreyssig, 1997, S. 264). Kreyssig sieht in Anlehnung an Finkelhors (1984) Modell der vier Voraussetzungen für sexuellen Missbrauch (vgl. ders., S. 62 ff.), dass Alkohol von Tätern zur Herabsetzung des eigenen Widerstands und dem des Kindes eingesetzt werden kann. Gleichzeitig kann von einer Wechselwirkung von familiären Sucht- und Gewaltstrukturen ausgegangen werden (vgl. Kreyssig, 1997, S. 265).

Ein anderer Aspekt, der Suchtmittelkonsum in den Zusammenhang mit sexueller Gewalt stellt, zeigt sich in internationalen Studien, wonach 65 bis 70 % der drogenabhängigen Frauen sexuelle Gewalt erlebt haben (vgl. dies., S. 262 f.). Hier kommt dem Suchtmittel die Bedeutung einer Selbstmedikation zu, um unerträgliche Zustände zu überstehen und die eigene Sexualität ausleben zu können (vgl. dies., S. 266). Somit ist der Drogenmissbrauch in seiner Form als Überlebensstrategie zu verstehen. Gleichzeitig kann es jedoch zu Reviktimisierungen und -traumatisierungen kommen, die als Folge einer Suchterkrankung durch sozialen Ausschluss, Verlust des Selbstwertgefühls oder Herabsetzung der Wehrhaftigkeit entstehen. Auch Beschaffungsprostitution spielt hier eine Rolle und kann eventuell direkt als Wiederholung der Tat erlebt werden,

---

[12] In diesem Zusammenhang weist Kavemann (1997) auf Profite der pharmazeutischen Märkte, auf erhöte Einnahmen durch Alkoholkonsum, ärztliche und therapeutische Behandlungen hin. Hinzu kommen von den Betroffenen privat finanzierte Therapien, die insbesondere die Einsparungen im sozialen Bereich steigern.

steigert jedoch zumindest indirekt die Gefahr erneuter - milieubedingter - sexueller Gewalterfahrungen und gesundheitlicher Risiken.

Olbricht sieht bei Betroffenen sexueller Gewalterfahrung, die als Erwachsene der Prostitution nachgehen, auch eine Verknüpfung von Aggressivität und Autoaggressivität. Bei einer Befragung durch eine Beratungsstelle für Prostituierte gaben 95 % der Frauen an, Betroffene sexueller Gewalt in der Kindheit zu sein (vgl. Olbricht, 2004, S. 65). Einen Zusammenhang mit ihrer Gewalterfahrung sehen sie in der Genugtuung, Männer nun für etwas zahlen zu lassen, das sie selbst seit frühester Kindheit umsonst hatten tun müssen. Auch ermögliche es „Macht und Kontrollmöglichkeit über die finanzielle Ausbeutung von Männern und ihre Abwertung als Dummköpfe und schwache, ihrer Sexualität ausgelieferte Wesen“ (dies., S. 65). Dies wirft ein neues Licht auf das „älteste Gewerbe“ der Welt.

4 Folgen sexueller Gewalterfahrungen

4.1 Forschungsstand zu den Folgen sexueller Gewalterfahrungen

1991 wurde das interdisziplinäre Institut für Psychotraumatologie in Freiburg gegründet. In ihrem „Lehrbuch der Psychotraumatologie" fassen die Mitbegründer des Institutes, Fischer und Riedesser (2003), das Wissen verschiedener Disziplinen, wie klinischer Psychologie, Neurobiologie, Psychoanalyse, Psychotherapie und Rechtswissenschaften, zu psychischer Traumatisierung zusammen. Auch psychosoziale Aspekte werden berücksichtigt. Es wird ein heuristisches Verlaufsmodell psychischer Traumatisierungen dargestellt, bestehend aus den Phasen traumatische Situation, traumatische Reaktion und traumatischer Prozess. Fischer und Riedesser betonen, dass „die Psychotraumatologie unter sozialen und physiologisch-somatischen Gesichtspunkten" ausgeübt werden müsse, ihr „zentraler Bezugspunkt ist jedoch die menschliche Erlebnissphäre" (Fischer & Riedesser, 2003, S. 18).

In den letzten 20 Jahren kam es vermehrt zu Veröffentlichungen über „Heilungsmöglichkeiten" sowie pathologische Beschreibungen der Folgen sexueller Gewalt. Dabei richtet sich der Fokus auf eine zu bekämpfende Symptomatik, und „so reduziert man die Betroffenen auf die Erfahrung der sexuellen Gewalt und ignoriert ihre Überlebenskraft" (Gahleitner, 2005, S. 23). Diese pathogenetische Sichtweise erschwert es, psychosoziale Strategien aufzufinden, die eine positive Verarbeitung unterstützen können. Die salutogenetische Perspektive[13] nach Antonovsky (1997) hingegen versteht das Symptom nicht als Ursache, sondern als Hinweis, welcher sich z. B. somatisch äußert.

Eine solche ressourcenorientierte Herangehensweise berücksichtigt in Bezug auf die Verarbeitungsprozesse im Erwachsenenalter auch, dass die Betroffenen aus ihrer Kindheit ihre Fähigkeiten mitnehmen, „Traumata zu überleben, [und] ihre vielfachen Bewältigungsmechanismen"

---

13 Antonovsky vermutet, dass mindestens ein Drittel der Menschen einer modernen Industriegesellschaft sich in einem „morbiden, pathologischen Zustand befindet" (Antonovsky, 1997, S. 15). Konträr zu einer pathologischen Perspektive, die nach dem Grund der Erkrankung sucht, fragt Antonovsky nach dem Ursprung der Gesundheit in einer Welt, in der Stressoren im Leben allgegenwärtig sind. Dabei geht er statt von einer pathologisch orientierten Dichotomie von krank und gesund von einem Gesundheits-Krankheits-Kontinuum aus und fragt, durch welche Copingmechanismen es zu einer Bewegung in Richtung Gesundheit kommt.

(Olbricht, 2004, S. 107). Dazu gehören auch die Ressourcen, „die durch die Traumatisierungen entwickelten Gegenkräfte und Gegenfähigkeiten“ (dies., ebenda).

4.2 Folgen sexueller Gewalterfahrungen in der Kindheit

Sexuelle Gewalterfahrungen können psychische Traumatisierungen (vgl. Fischer & Riedesser, 2003, S. 281 ff.) darstellen. Um die Lebenswirklichkeit und die Wahrnehmung von sexueller Gewalt Betroffener zu verstehen, müssen die Auswirkungen der Gewalterfahrung auf das Individuum betrachtet werden. Dazu werden die Entstehung von psychischen Traumata und die speziellen Aspekte der Traumatisierung durch sexuelle Gewalt in der Kindheit auf die Entwicklung und die Langzeitfolgeschäden bis in das Erwachsenenalter hinein dargestellt.

Aus einer salutogenetischen Perspektive heraus werden Traumareaktionen in ihrer Bedeutung als Copingstrategien, als Ressourcen, betrachtet, welche das Überleben und den Verarbeitungsprozess unterstützen. Gleichzeitig beeinflussen diese jedoch auch die weitere Entwicklung und können sich langfristig negativ auf Gesundheit und Lebensqualität auswirken. „Folgeerscheinungen und Coping sind unter diesen Ausgangsbedingungen schwer voneinander zu unterscheiden“ (Gahleitner, 2005a, S. 45).

4.2.1 Psychische Traumata

Traumatische Ereignisse treten plötzlich und unerwartet auf, erscheinen unkontrollierbar, liegen außerhalb des normalen Erfahrungsspektrums, führen zu lang anhaltenden Folgeschäden und werfen Schuldfragen auf (vgl. Tedeschi & Calhoun, 1995, S. 16 ff.). Nach Fischer und Riedesser (2003) führen traumatische Erlebnisse zu tiefgreifenden Erschütterungen des Welt- und Selbstverständnisses (vgl. dies., S. 28).

Fischers und Riedessers Verlaufsmodell einer psychischen Traumatisierung (vgl. dies., S. 61 ff.) beinhaltet eine peri-traumatische Expositionsphase, welche starke emotionale Reaktionen wie Wut und Angst beinhaltet und zu einer Reizüberflutung führt. Dieser folgen eine Verleugnungsphase, in welcher versucht wird, die Erinnerung an das Erlebnis zu verdrängen, eine Phase der sich aufdrängenden Erinnerungen und eine Phase der Durcharbeitung, d. h. der Auseinandersetzung mit dem Erlebnis und der eigenen Reaktion. In einer relativen Abschlussphase ist das Erlebte schließlich in der Erinnerung präsent, aber nicht dominierend. Bei einer traumatischen Reaktion werden die Durcharbeitungsphase und die Abschlussphase nicht wie bei einer Stressreaktion durchlaufen, die Erlebnisse liegen außerhalb der normalen Verarbeitungsmöglichkeiten, es kommt zu psychosomatischen Störungen. Die Verarbeitung erfolgt biphasisch als Wechsel zwischen Intrusion und Verleugnung (vgl. dies., S. 95 ff.).

Nach neueren Forschungsergebnissen werden traumatische Erlebnisse anders als „normale" Erinnerungen abgespeichert, wodurch erhebliche Unterschiede in der Wahrnehmung von Eindrücken bei traumatisierten und nicht-traumatisierten Menschen entstehen (vgl. Olbricht, 2004, S. 27 ff.)

Im Fall einer traumatisierenden sexuellen Gewalterfahrung bedeutet dies, dass z. B. ein Geruch ein plötzliches Erinnern in Form eines Flashbacks auslösen kann. Für die Betroffene ist es dann nicht möglich, die getriggerte Erinnerung der Vergangenheit zuzuordnen, da das Speichersystem keine zeitliche Zuordnung ermöglicht. Die Erinnerung wird als im Hier und Jetzt erlebt. Die Betroffene wird von Bildern oder/und Gefühlen überflutet, welche kaum verbalisiert werden können. Alternativ kann es auch vorkommen, dass die Gefühle gar nicht wahrgenommen werden, weil sie dissoziiert sind (vgl. Olbricht, 2004, S. 29 f.).

Traumaerfahrungen und -reaktionen werden laut Olbricht erlernt und können im Zuge des Heilungsprozesses wieder verlernt werden. Bei einer erneuten traumatischen Situation wird die Bedrohung aufgrund der erlernten Sensibilität sehr früh wahrgenommen. Die Erfahrung des Verlustes der Handlungsfähigkeit aus der vorgehenden Traumaerfahrung führt zu einer schnelleren Resignation und ohnmächtiger Angst. Es kann zu Körpererinnerungen wie Schwindel, Übelkeit, Schmerzen u. Ä. kommen, welche dissoziiert werden. Die Erfahrung der Handlungsunfähigkeit führt zu dem Gefühl, vom eigenen Körper im Stich gelassen zu werden. Dies verstärkt das Entfremdungsgefühl vom eigenen Körper, welches auch über die Traumasituation hinaus bestehen bleibt (vgl. Olbricht, 2004, S. 48).

4.2.2 Folgen psychischer Traumatisierung durch sexuelle Gewalt

Initialfolgen wie emotionale Reaktionen, unangemessenes Sexualverhalten, auffälliges Sozialverhalten und somatische und psychosomatische Folgen sind ausführlich untersucht und beschrieben worden (vgl. Moggi, 1997, S. 188 f., vgl. Olbricht, 2004, S. 26 ff.). Da diese Untersuchung sich auf die Verarbeitungsprozesse im Erwachsenenalter konzentriert, werden hier Traumareaktionen beschrieben, die zu Langzeitfolgen führen. Dabei ist zu berücksichtigen, dass eine Trennung von Initialfolgen und Langzeitfolgen kaum möglich ist. Die geschilderten Reaktionen auf sexuelle Gewalterfahrungen sind in ihrer Funktion als Überlebensstrategien zu verstehen und somit schon Teil eines Bewältigungsprozesses. Dabei entwickelt jede Betroffene eine eigene charakteristische Phänomenologie. Gahleitner (2005a) betont, dass es kein „sexual-abuse-syndrom" (dies., S. 33) gebe.

Dies hängt u. a. damit zusammen, dass Menschen über unterschiedliche Ressourcen verfügen, die bei der Konfrontation mit einem traumatischen Erlebnis hilfreich sein können. Olbricht unterscheidet hierbei zwischen allgemeinen Ressourcen, wie Mut, Hoffnung, Motivation, Selbstfürsorge, und „existenziellen" Ressourcen, die wie Wahrnehmungsvermögen, Kreativität oder Abwehrmechanismen aus der Lebensgeschichte heraus entwickelt wurden. Daneben beschreibt Olbricht „dysfunktionalen" Ressourcen wie Dissoziation, selbstverletzendes Verhalten, Süchte oder Schuldgefühle, die ursprünglich das Überleben sicherten, später jedoch die Lebensqualität einschränken. Neben äußeren Ressourcen wie zum Beispiel dem sozialen Umfeld, nennet Olbricht als Ressourcen des Körpers u. a. Körpererinnerungen, Dissoziation, Kraft, Entspannungsfähigkeit. Unter Leistungsressourcen, die der Abwehr der eigenen Bedürftigkeit dienen, fallen Beruf und Ausbildung, Hilfsbereitschaft, Sensibilität für die Bedürfnisse anderer u. a. (vgl. Olbricht, 2004, S. 174 f.).

4.2.3 Körperliche Folgen früher Traumatisierung und die Beziehung zum eigenen Körper

Körperliche und seelische Entwicklungsphänomene stehen in wechselseitiger Beziehung und bedingen einander (vgl. Olbricht, 2004, S. 56). Sexuelle Gewalterfahrungen wirken sich auf die Entwicklung der Körperwahrnehmung aus. Körpergefühle und die Wahrnehmung des eigenen Körpers werden in der Kindheit positiv oder negativ belegt. Diese Entwicklungsvorgänge zeigen sich im Nachhinein im Umgang und in der Beziehung zum eigenen Körper (vgl. dies., S. 56 ff.).

Wenn bei einer sexuellen Gewalterfahrung Abwehr oder Flucht nicht möglich ist, entsteht das Gefühl, dass der Körper nicht mehr der eigene ist und im Stich lässt. Dieses Entfremdungsgefühl wird durch Dissoziation verstärkt. Der Körper wird als Quelle von Angst, Anspannung, Verletzung, Schmerz und Leid erlebt (vgl. Olbricht, 2004, S. 58), wird zu einem latenten Feind, auf welchen die äußere Gefahr projiziert wird. Das Entfremdungsgefühl führt zu einer Fragmentierung der Körperwahrnehmung. Die Dissoziation von Körperteilen ist als Ressource Teil der Copingstrategien, welche zur Isolierung des Selbstgefühls, zur Aufhebung des Schmerzempfindens und des Körperbewusstseins führen. Gleichzeitig kann der Körper dadurch später zu einem „fremden, ekelhaften, schuldbeladenen äußeren Objekt" werden, welches „zu zerstören ist, damit der Ekel und die Schuld, das Leid und der Schmerz endlich aufhören" (dies., S. 48), was den dysfunktionalen Aspekt der Dissoziation zeigt.

Welche komplexe Copingstrategien sich hinter Traumareaktionen verbergen können, zeigt Olbricht am Beispiel von autodestruktivem Verhalten (vgl. Olbricht, 2004, S. 64 f.), einer „dysfunktionalen" Ressource. Unter autodestruktives Verhalten fallen selbstverletzendes Verhalten, Suchterkrankungen, Prostitution, körperliche Symptome und Selbstmordgefährdung bis zum Suizid (vgl. dies., S. 174). Autodestruktive Handlungen können von einem destruktiven Impuls motiviert sein und die Zerstörung des Körpers und des eigenen Selbst zum Ziel haben, oder aber sie stellen Copingstrategien dar, dienen dem Selbstschutz oder sind Heilungsversuche (vgl. dies., S. 26 f.).

Es handelt sich dann um eine konstruktive Form, nichterträgliche Spannungszustände, Ängste, Schmerzen und soziale Isolation zu verbessern. Sie können Kommunikationsmittel sein, intrapsychische und interpersonelle Konflikte regulieren, Selbstfürsorge ermöglichen, als Autoaggressivität Affekte ablenken und sich gegen einen Innenfeind anstelle des nicht erreichbaren Außenfeindes richten, als Selbstbestrafungsmittel, um Schuldgefühle zu vermindern, sich abzugrenzen, eine Suizidprophylaxe darstellen, Selbstkontrolle und Aufhebung der dissoziativen Zustände herbeiführen, ein Gefühl von Selbstbestimmung und Stärke oder Reinigung darstellen u. a. (vgl. Olbricht, 2004, S. 64).

Einer selbstverletzenden Handlung geht dabei eine als Belastung empfundene Situation voraus, begleitet von staken Gefühlen, welche auch positiv sein können, aber als Gefahr empfunden werden. Freude z. B. kann Angst und Panik auslösen, wenn dieses Gefühl damals der Gewalterfahrung unmittelbar vorausgegangen ist. Direkte Selbstverletzungen sind sichtbar, wie beispielsweise Schnitt- oder Kratzverletzungen, Verbrennungen oder das Schlagen des Kopfes gegen die Wand. Selbstverletzende Handlungen sind nur in dissoziativen Zuständen möglich, können jedoch auch zu einer Sucht werden, da dabei Endorphine freigesetzt werden. Suchtverhalten stellt nach Olbricht einen Überlebenswunsch dar, wobei das Suchtmittel als Fluchthilfe aus der unerträglichen Realität (vgl. Olbricht, 2004, S. 63 f.) und zur Selbstmedikation genutzt wird und hilft, die eigene Sexualität trotz Traumatisierung ausleben zu können (vgl. Kreyssig, 1997, S. 266).

Auch Gewaltbeziehungen gehören zum selbstschädigenden Verhalten. Die Betroffene lässt sich auf diese Beziehungen ein und verweilt in ihnen, da die Angst vor dem Unbekannten und somit Unberechenbaren größer ist als die vor dem Bekannten und früh Erlernten (vgl. Olbricht, 2005, S. 124).

4.2.4 Psychosomatische und somatische Folgen sexueller Gewalt

Sexuelle Gewalterfahrungen können als Körpererinnerung gespeichert werden und sich symptomatisch äußern (vgl. dies., S. 67 ff.). Körpererinnerungen verursachen erneutes Leiden, ohne dass der Betroffenen die Zusammenhänge klar sind, sie können als Hinweis auf das verdeckte Trauma verstanden werden. Suizidalität kann eine Ressource darstellen, wenn sie als eine letzte Fluchtmöglichkeit verstanden wird oder als Signal dafür, dass die Situation nicht mehr erträglich ist und ein Ausweg benötigt wird. Auch die Entwicklung von Helfersyndromen oder Leistungsüberforderung bis zur völligen Erschöpfung stellen Copingstrategien dar (vgl. dies., S. 69).

4.2.5 Folgen auf die seelische und soziale Entwicklung durch sexuelle Gewalt

Bei früh traumatisierten Kindern sind Ich-Funktionen, Abwehrmechanismen, Affekte, Bewältigungs- und soziale Kompetenzen noch nicht fertig entwickelt und werden durch die Traumatisierung in dieser Entwicklung massiv gestört. Dies betrifft - abhängig vom Entwicklungsstand zum Zeitpunkt der Traumatisierung - die seelische und soziale Entwicklung ebenso wie die seelische Organisation. Auf der anderen Seite zwingt diese Tatsache zur Entwicklung von außergewöhnlichen Fähigkeiten und Überlebensstrategien (vgl. Olbricht, 2004, S. 72). Es kann zur Entwicklung einer dissoziativen Störung bis hin zu einer Dissoziativen Identitätsstörung kommen, da Dissoziation bei Frühtraumatisierten den wichtigsten und häufigsten Abwehrmechanismus darstellt. Kinder, welche noch kein zusammenhängendes Selbst entwickelt haben, sind in der Lage, ganze Teile ihrer Persönlichkeit abzuspalten.

Wut als gesunde und vitale Reaktionen auf eine Verletzung kann aufgrund der mangelnden Handlungsfähigkeit des Kindes nicht entladen werden und wird in Verbindung gebracht mit Ohnmacht. Es entsteht ein Opfergefühl, ein Gefühl des Ausgeliefertseins, der Aussichtslosigkeit, der Handlungsunfähigkeit und des Gefühls, keine Existenzberechtigung zu haben. Eine narzisstische Wut auf andere entsteht, welche wiederum zu einer erneuten Identifikation mit dem Täter führt und die soziale Vereinsamung verstärkt. Die Wut des Kindes bleibt bestehen, da sie während des Übergriffs nicht gelebt und abgebaut werden konnte. Sie wächst durch wiederholte Traumata weiter an, wird jedoch zunächst dissoziiert. Die dissoziierte Wut bestätigt scheinbar das Gefühl, selber böse zu sein, und die Erfahrung des Übergriffs, dass das Mädchen selbst böse sei (vgl. Tedeschi & Calhoun, 1995, S. 80) und gute Menschen nur in ihrer Gegenwart, also durch sie selbst böse werden. Die Wut und Aggression wird schließlich als einziger Ausweg gegen sich selbst gerichtet. Suizid ist "die perfekte Synthese der Täter-Opfer-Dynamik: Täter gegen den eigenen Körper, der Opfer der aggressiven Handlungen ist" (Olbricht, 2004, S. 82).

Sexuelle Gewalterfahrungen wirken sich störend auf die Entwicklung des Sicherheitsgefühls, des Vertrauens, des Selbstwertgefühls - besonders durch die Erfahrung, auf ein Objekt reduziert zu werden -, der Selbstkonstanz, Objektkonstanz, Kommunikations- und Beziehungsfähigkeit, Realitätswahrnehmung, Binnenwahrnehmung, des Umgangs mit Trieben und Affekten, der emotionalen Regulation, der Abgrenzungsfähigkeit und des allgemeinen Gefühls für Grenzen und Kontrollfähigkeit aus (vgl. Olbricht, 2004, S. 84 ff.). Diese Verluste können durch die Entwicklung von Zwängen zu kompensieren versucht werden. Die Angst vor Situationen, die zu unkontrollierbaren Affekten führen könnten, führt zu einer zunehmenden Vermeidungshaltung und zu Rückzug.

Olbricht spricht von Störungen der Ich-Funktion als Fähigkeit, „den Umgang mit der Außenwelt, den sozialen Beziehungen und der äußeren Realität sowie mit der Innenwelt, dem Selbstbild und den eigenen Gefühlen und Wünschen" (Olbricht, 2004, S. 87) zu regeln. Die erfahrene Grenzüberschreitung und das erlebte Verbot von Abgrenzung in der Gewalterfahrung führten dazu, dass sich eine situativ angemessene Regulierung von Nähe und Distanz nicht entwickeln kann und Betroffene sich oft zwischen Ausnutzbarkeit und Manipulierbarkeit durch eine zu geringe Abgrenzungsfähigkeit oder soziale Isolierung durch zu starke Abgrenzung bewegen.

Auch die Selbstkonstanz als das „sichere Bild vom eigenen Selbst" (Olbricht, 2004, S. 88), welches dazu befähigt, zwischenmenschliche Spannungen und Konfrontationen auszuhalten, ohne am eigenen Selbst, am eigenen Wert zu zweifeln oder sich schuldig zu fühlen, kann sich durch die Traumatisierung nicht entwickeln. Das Kind entwickelt ein Größenselbst (vgl. dies., S. 83). Die Vorstellung eines Größenselbst wird immer wieder durch Ohnmachtgefühle verdrängt, welche durch das zwangsmäßige Scheitern der selbst auferlegten Aufgabe weiter verstärkt werden. Daneben entsteht die Überzeugung vom „bösen" Selbst, welches aus Angst vor Entdeckung zu „gutem" und aufopferndem Verhalten führt, welches die Lebensqualität der Betroffenen massiv beeinträchtigt.

Die Entwicklung der Objektkonstanz, der Fähigkeit, andere realistisch zu sehen und einzuschätzen, ist gestört. Betroffene teilen Menschen meist in „gut" oder „böse" ein, es kommt zu sich ständig wiederholenden Idealisierungen von anderen, zwangsläufig gefolgt von Enttäuschungen. Mangelnde Objektkonstanz kann bewirken, dass Konflikte und Aussprachen gemieden werden und es stattdessen zu einem Kontaktabbruch kommt. Da Betroffene bemüht sind, der Umgebung das als böse wahrgenommene Selbst zu verbergen, fühlen sie sich in Kontaktsituationen nicht authentisch und erleben ihre sozialen Kontakte als unecht. Diese Überlebensstrategien sollen dem Schutz vor erneuten Verletzungen dienen, können jedoch dazu führen, dass sich Betroffene immer mehr aus ihrem sozialen Umfeld zurückziehen und unter starker Einsamkeit leiden (vgl. Olbricht, 2004, S. 88 f.).

Die Realitätswahrnehmung wird ebenfalls von der sexuellen Gewalterfahrung beeinflusst, da das Kind erlebt, dass seine Erfahrungen über die Welt, über Normen und Verhaltensweisen im Widerspruch zu dem Erleben stehen. Die Überlebensstrategie besteht darin, die eigene Wahrnehmung infrage zu stellen[14] (vgl. Olbricht, 2004, S. 73). Es kann auch eine Angst vor starken Gefühlen entwickelt werden, welche aus den Erfahrungen mit Reizüberflutung, Handlungsunfähigkeit und dem Verlust der Kontrollmöglichkeit entsteht. Starke Gefühle werden gemieden oder dissoziiert. Auch hierbei handelt es sich um eine vermeidende, schützende Strategie (vgl. dies., S. 74). Weiterhin ist die Entwicklung der Frustrationstoleranz gestört, Frustrationen werden entweder als Katastrophen erfahren oder nicht wahrgenommen, und es kann nicht angemessen reagiert werden.

Auch wenn es kein Missbrauchssyndrom gibt, leiden erwachsene Betroffene besonders häufig unter emotionalen, interpersonalen und sexuellen Störungen. Zu den emotionalen Störungen zählen Depressionen, Angsterkrankungen, Schuld- und Schamgefühle, autodestruktives Verhalten, eine negative Selbstwahrnehmung und ein niedriges Selbstwertgefühl (vgl. Moggi, 1997, S. 190). Interpersonale Störungen zeigen sich im Sozialverhalten durch Beziehungsschwierigkeiten, Rückzugstendenzen, Probleme mit Grenzwahrnehmungen, gesteigerte Wachsamkeit und ein überentwickeltes Einfühlungsvermögen u. a. (vgl. Gahleitner, 2005a, S. 36).

In vielen Fällen entwickelt sich eine Posttraumatische Belastungsstörung (PTBS), wobei die Intensität der Symptome der akuten Stressreaktion auf

14 Eine gestörte Selbst- und Objektkonstanz weist auf eine Erschütterung des Selbst- und Weltverständnisses (vgl. Fischer & Riedesser, 2003, S. 28) hin.

ein traumatisches Erlebnis nach Jahren wieder zunimmt (vgl. Olbricht, 2004, S. 23 ff.). Es kann zu Wiedererinnerungen wie Flashbacks (vgl. Fischer & Riedesser, 2003, S. 376) und Körpererinnerungen, einem erhöhten Erregungsniveau, Rückzug, emotionaler Taubheit, Gleichgültigkeit, Vermeidung von Aktivitäten und Situationen, welche als Trigger wirken können, Angst, Depressionen mit Suizidgedanken, Alkoholmissbrauch und Drogenkonsum oder zu akuten Ausbrüchen von Angst, Panik, Aggression, durch Trigger ausgelöst, kommen. Die Betroffene fühlt sich handlungsunfähig, ohnmächtig, hilflos und ausgeliefert. Es kommt zu zunehmenden Angst- und Schmerzerkrankungen und psychosomatischen Symptomen. Es ist verständlich, dass die PTBS zu einer erheblichen Einschränkung der Lebensqualität und Leistungsfähigkeit führt.

Eine Folge der Traumatisierung besteht, im Gegenzug zur Vermeidung, in passiven Wiederholungstendenzen, wobei verletzende oder retraumatisierende Situationen oder Beziehungen geradezu gesucht werden. Olbricht nennt für dieses Verhalten den Wunsch, „das Trauma zu vollenden" (vgl. Olbricht, 2004, S. 111) oder einen anderen Ausgang herbeizuführen. Gleichzeitig scheint das Bekannte, so verletzend es auch ist, weniger gefährlich als das Unbekannte.

Emotionale und moralische Verunsicherungen, die in der Kindheit durch die Gewalterfahrung entstanden sind, werden durch fortgesetzte Dissoziation von Gefühlen verstärkt. Überlebensstrategien wie Harmoniesierungstendenzen, übersteigerte Anpassung und Aufopferungstendenzen wirken sich negativ auf die Beziehungsfähigkeit aus. „Jeder Konflikt wird reflexartig auf eigenes Verschulden zurückgeführt oder als Beweis für die eigene Unzulänglichkeit und das ‚böse Selbst' interpretiert oder aber als ‚Beweis', dass die heutigen Bezugspersonen auch nur Täter sind" (Olbricht, 2004, S. 123). Das Beziehungserleben schwankt ständig zwischen Idealisierung und Enttäuschung, die Angst vor Aggressionen behindert eine angemessene emotionale Regulierung.

5 Verarbeitung sexueller Gewalterfahrung

Das differente Verständnis von Symptomatik spiegelt sich in den unterschiedlichen Formen der Intervention wider. Zu diesen zählen neben medikamentösen Behandlungen individualtherapeutische Verfahren wie kognitive und verhaltenstherapeutische Ansätze, Psychoanalyse, Gruppeninterventionen und die Selbsthilfe (vgl. Hanswile & Kissenbeck, 2008, S. 43 ff.).

Dr. med. Luise Reddemann (2004), Begründerin der Psychodynamischen Integrativen Traumatherapie (PITT), ist als eine Pionierin der ressourcenorientierten Traumatherapie zu nennen. Sie hat auf die heilsame und stabilisierende Wirkung innerer Bilder hingewiesen und in Anlehnung an buddhistisches und schamanistisches Heilwissen Übungen zur Stabilisierung traumatisierter Menschen entwickelt. Dabei werden bereits vorhandene Fähigkeiten und Selbstheilungskräfte der Traumatisierten aufgegriffen. Sie lernen diese Fähigkeiten gezielt und kontrolliert einzusetzen (vgl. dies., S. 12 ff.). Die Betroffene wird nicht als „gestörtes, defizitäres Wesen" verstanden, „sondern sie hat die Fähigkeit zur Gesundung als Potential in sich" und diese Perspektive beeinflusst die Intervention: „Die therapeutische Aufgabe ist dabei, das innewohnende Potential, also die Ressourcen, zu entwickeln oder erinnern zu helfen." (Olbricht, 2004, S. 174).

Das Drei-Phasen-Modell der Traumatherapie (vgl. Olbricht, 2004, S. 171 ff.) besteht aus einer Stabilisierungsphase, einer Phase der Traumaverarbeitung und Integration sowie einer postintegrativen Nacharbeits- und Neuorientierungsphase. In der fundamentalen Stabilisierungsphase üben die Patientinnen ressourcenorientierte Verfahren und vertiefen Fähigkeiten, welche sie in Form von Copingstrategien selbst entwickelt haben. Dennoch gelten Betroffene meist als Kranke und Geschädigte, „während die Möglichkeit, Beeinträchtigungen durch Gewalt auch als Motivation zu konstruktiven Veränderungen zu nutzen, wenig Beachtung findet" (Spies, 2000, S. 10). Gleichzeitig beschwört der Opferstatus wieder ein Bild der Hilflosigkeit und Ohnmacht herauf, wohingegen die Bewusstwerdung der eigenen Ressourcen und Selbstheilungskräfte eine Emanzipation der Betroffenen möglich macht und ihnen die Verantwortung und Sicherheit, ihr Leben zu meistern, wiedergibt. Ressourcenorientierte Verfahren entsprechen der salutogenetischen Perspektive Antonovskys (1997).

Heute treten immer mehr Betroffene an die Öffentlichkeit und lassen diese an ihrem Schicksal, jedoch auch an ihrem Verarbeitungsprozess teilhaben. Biographien und andere Veröffentlichungen von Opfern sexueller Gewalt sowie biographische Forschungsmethoden ermöglichen Einblicke in die Lebenswirklichkeit, den Entwicklungsprozess und individuelle Copingstrategien.[15]

Eine Forschung zu geschlechtsspezifischen Aspekten der Traumabewältigung von Gahleitner (2005a) zeigt, dass Frauen und Männer geschlechtsspezifische Copingstrategien haben. Ihr Modell der geschlechtsspezifischen Aspekte berücksichtigt den Einfluss stereotyper Zuschreibung des weiblichen Opferstatus auf den Verarbeitungsmodus. So führen vermeidende Copingstrategien (Dissoziation, Verdrängung u. Ä.) im weiblichen Verarbeitungsmodus mittelfristig eher zu internalen Reaktionen, die sich psychosomatisch äußern, wohingegen der männliche Verarbeitungsmodus zu externalen Folgeerscheinungen und Extremverhalten neigt (vgl. dies, S. 281 ff.).

Die internalen Reaktionen können sich psychosomatisch und affektiv äußern und werden durch symptomatisches Coping mit autoaggressiven Verhaltensmustern kompensiert, wobei es zu Reviktimisierungen kommen kann. Es entwickeln sich Langzeitfolgen, und es folgt eine Phase der Stagnation, welche sich durch eine ausgeprägte Selbst- bzw. Fremdbelastung auszeichnet. Erst dann ist eine bewusste Auseinandersetzung mit der Gewalterfahrung möglich, welche die Integration der traumatischen Erfahrung ermöglicht. Hier ist die Unterstützung von Experten und dem sozialen Umfeld wichtig und die Besinnung auf eigene kreative Verarbeitungsressourcen und deren Nutzung bedeutsam (vgl. Gahleitner, 2005a, S. 283). Im Anschluss ist es möglich, auf geschlechtsunspezifische Verarbeitungsmethoden zuzugreifen, d. h. emotionale Kontrolle und Bewusstwerdung der eigenen Stärken. Diese Erweiterung der potentiellen Copingstrategien beinhaltet eine Dekonstruktion von Geschlecht, d. h. der geschlechtsspezifische Aspekt wird aufgehoben (vgl. dies., S. 286 f.).

Ein interessanter Ansatz zum Verständnis der Verarbeitung traumatischer Erfahrungen wird in von Tedeschi und Calhoun (1995) dargestellt, welche Copingprozesse in Bezug auf ihre Beteiligung an einem möglichen posttraumatischen Wachstum[16] untersuchen.

---

15 Siehe hierzu Blödorn (2000) und Rachut (2006, 2004).

16 Original: Posttraumatic Growth (vgl. Tedeschi & Calhoun, 2004).

6 Das Konzept des posttraumatischen Wachstums

6.1 Kategorien posttraumatischen Wachstums

Tedeschi und Calhoun (1995) erläutern in „Trauma & Transfomation" den Prozess, welcher nach einer Traumatisierung zu einem erfolgreichen Coping[17], einem Zuwachs an Weisheit[18] und einer Verbesserung der Lebensqualität führen kann. Ihre Kategorien eines posttraumatischen Wachstums beinhalten Veränderungen in der Selbstwahrnehmung in Bezug auf Selbstsicherheit und dem Bewusstsein um die eigene Verletzlichkeit, in zwischenmenschlichen Beziehungen und der Lebensphilosophie (vgl. dies., S. 29 ff.). Das erfahrene Leid kann sich auch positiv auf die weitere Berufsausübung auswirken (vgl. dies., S. 33), wenn die Traumatisierung zu einer Sensibilisierung für die Bedeutung der eigenen Arbeit führt.

6.1.1 Veränderung in der Selbstwahrnehmung

Traumata können zu einer Würdigung der eigenenVerletzlichkeit führen, und "among people who have illusions of invulnerability, to the extent that they were functioning in a dangerous and unhealthy way physically and psychologically, a change in this regard can be seen as positive" (dies., S. 33). Dabei steht das Bewusstsein um die eigene Verletzlichkeit einem Wachstum des Selbstvertrauens nicht entgegen, wenn die Erfahrung gemacht werden kann, dass Krisen erfolgreich bewältigt werden können. Beide Erfahrungen können zu Verhaltensänderungen, neuen Copingstrategien und der Fähigkeit führen, Unterstützung durch das soziale Netzwerk anzunehmen, und sich somit auch positiv auf das eigene soziale Engagement auswirken (dies., S.34-37).

---

17 Ein erfolgreiches Coping wird von Tedeschi und Calhoun folgendermaßen definiert: "This is successful coping, where the situation is understood, emotional distress decreased, and action is taken to successfully obtain revised goals" (Tedeschi & Calhoun, 1995, S. 90).

18 Weisheit wird verstanden als "knowledge that allows people to succeed in the fundamental life tasks of live planning, live review, and life management" (Tedeschi & Calhoun, 1995, S. 86) und beinhaltet Wissen um einen selbst, die eigene Biographie und Ziele im Leben. Zu Lebensweisheit führen paradoxe Erfahrungen, welche jedoch nicht als paradox wahrgenommen werden, wie z. B., dass aus negativen Erfahrungen Positives entsteht. Einen guten Umgang mit emotionalem Stress wird weisen Menschen nachgesagt sowie die Fähigkeit zu erkennen, ob Zustände veränderbar sind oder sie ggf. gelassen hinzunehmen sind.

6.1.2 Veränderung in den zwischenmenschlichen Beziehungen

Die veränderte Wahrnehmung der eigenen Verletzlichkeit kann auch zu mehr Offenheit und Intimität in zwischenmenschlichen Beziehungen führen, zu mehr emotionaler Ausdrucksstärke und der Bereitschaft, Hilfe anzunehmen und zu geben. Der Zuwachs an Mitgefühl, Sensibilität für die Bedürfnisse und Gefühle anderer, der Wunsch nach einer Vertiefung von Beziehungen sowie eine stärkere Sondierung von gesunden und dysfunktionalen Beziehungen wirkt sich positiv auf die sozialen Kontakte aus, was wiederum einen Einfluss auf die Lebensphilosophie hat (vgl. Tedeschi & Calhoun, 1995, S. 34 ff.).

6.1.3 Veränderungen der Lebensphilosophie

Hier finden sich Veränderungen in der Wertschätzung des eigenen Lebens, der Lebensperspektive, Prioritätensetzung, Bewusstwerdung der Unvermeidbarkeit des Todes und einer neuen Wertschätzung von Beziehungen und alltäglichen Momenten (vgl. Tedeschi & Calhoun, 1995, S. 37 ff.). Es kann zu einer Stärkung oder Schwächung religiöser Überzeugungen kommen. Glaube ermöglicht die Abgabe von Kontrolle und verringert so den Entscheidungsdruck in Zeiten von Unsicherheit und Verwirrung nach dem Trauma. Ein gestärkter Glaube und ein Gefühl der Nähe zu Gott können Leid mindern, Gefühle der Einsamkeit und Isolation nach der Traumatisierung lindern und dem Ereignis selbst eine Bedeutung geben, welche zu einer Veränderung der Lebensphilosophie führen kann (vgl. dies., S. 38 f.).

6.2 Copingprozesse und Kohärenzgefühl

Tedeschis und Calhouns Darstellung von Copingprozessen ist an Antonovskys (1997) Konzept des sence of coherence, des Kohärenzgefühls, angelehnt. Das Konzept folgt einer salutogenetischen Perspektive und fragt nach den Ursprüngen von Gesundheit, wobei von einem Krankheits-Gesundheits-Kontinuum - im Gegensatz zu einem dichotomen Verständnis - ausgegangen wird (vgl. ders., S. 22 f.). Es werden generalisierte Widerstandsressourcen untersucht, welche den Umgang mit Stressoren positiv unterstützen. Während eine pathogene Orientierung Stressoren als Risikofaktoren, die zu Symptomen führen können, betrachtet, führt die salutogenetische Perspektive zur Konzentration auf Copingstrategien und sieht Stressoren als allgegenwärtig und eventuell gesundheitsfördernd (vgl. ders., S. 21, 25).

Wie sich ein Ereignis auf die Psyche auswirkt, ist weniger abhängig von der Art des Ereignisses als vielmehr von den Faktoren, die bestimmen, wie ein Ereignis erlebt wird. Dieses Erleben wird nach Antonovsky nach drei Komponenten bewertet: Handhabbarkeit, Verstehbarkeit und Bedeutsamkeit (vgl. ders., S. 33 ff.).

Die Komponenten des Kohärenzgefühls können unterschiedlich stark ausgeprägt sein. Eine hohe Verstehbarkeit meint die Erwartung, dass Ereignisse vorhersagbar oder nachvollziehbar und erklärbar sind und einen Sinn haben. Handhabbarkeit bezeichnet das Gefühl, mit Ereignissen umgehen zu können. Negative Ereignisse können als Herausforderungen gesehen werden, die zu meistern sind oder zumindest ausgehalten werden können. Eine wichtige Rolle spielt hier das Wissen um die eigenen Ressourcen. Bedeutsamkeit bezieht sich auf die Annahme, dass es lohnenswert ist, sich Herausforderungen zu stellen. Es bedeutet Motivation und Durchhaltevermögen. Antonovsky betont die Bedeutung dieser Komponente, ohne sie sei Verstehbarkeit nicht stabil, es bestehe keine Motivation. Bedeutsamkeit bezieht sich auf die Ebene der inneren Gefühle, interpersonellen Beziehungen, eigenen Beschäftigung und existenziellen Kernpunkte wie Tod oder Konflikte (vgl. ders., S. 35). Copingstrategien sind in ihrer gesamten Komplexität im Zusammenhang mit diesen Komponenten zu verstehen (vgl. Tedeschi & Calhoun, 1995, S. 75).

Grübeln[19] oder sich wiederholendes Durchdenken[20] als posttraumatische Reaktion, welche sich durch ein Hin- und Herschwanken zwischen Verleugnung und sich aufdrängenden, zwanghaften Gedanken auszeichnet, wird durch den Prozess der Verstehbarkeits-, Handhabbarkeits- und Bedeutsamkeitsfindung reduziert. Diese Phase kann jedoch lange anhalten und ein Leben lang belasten. Sie beinhaltet ein wiederholtes Betrachten der traumatischen Ereignisse und eine Sinnsuche und kann durch Entscheidungsschwierigkeiten in Bezug auf das eigene Handeln ausgelöst werden[21] (vgl. Tedeschi & Calhoun, 1995, S. 60 f.). Wenn Ziele wieder klar identifiziert werden können, aufgegeben oder ersetzt werden, hört das Grübeln auf.

6.2.1 Copingprozesse zur Wiederherstellung der Handhabbarkeit

Wie groß die Bemühungen sind, eine Situation zu ändern, hängt davon ab, ob ein Handeln als erfolgversprechend gesehen wird. Das Bemühen um die Wiederherstellung des Status quo wird als Versuch einer primary control (vgl. Tedeschi & Calhoun, 1995, S. 62 f.) bezeichnet. Menschen,

19 Im Originaltext „rumination“, vgl. Tedeschi & Calhoun (2004).

20 Tedeschi und Calhoun folgen hier Horowitz (1975/76).

21 Dies. nach Lazarus & Folkman (1984).

die in ihrem Handeln den Grund für das traumatische Ereignis sehen, können sich das Gefühl bewahren, Kontrolle über zukünftige Ereignisse zu haben. Der Versuch einer primären Kontrolle wird dann aufgegeben, wenn das Kontrollgefühl enttäuscht wird. Das Eingeständnis, Ereignisse nicht kontrollieren zu können, führt zur Akzeptanz der Unvermeidbarkeit und eingeschränkten Einflussmöglichkeit auf die Situation, zu einem Gefühl der secondary control[22] (vgl. dies., S. 63). Menschen, die über ein hohes Selbstwertgefühl verfügen, werden versuchen, das Gefühl der primären Kontrolle wieder zu erlangen, und brauchen lange, Unveränderbares zu akzeptieren. Sekundäre Kontrolle kann meist erst durch eine Bedeutsamkeitsfindung des Ereignisses erreicht werden (vgl. dies., S. 63 ff.).

Religiosität, die als ein aktiver, persönlicher Austausch mit einem höheren Wesen verstanden wird, kann das Gefühl der Handhabbarkeit fördern, dabei eine aktive Lösungssuche unterstützen und Betroffenen zusätzlich das Gefühl geben, von diesem Wesen unterstützt und beschützt zu werden. Gleichzeitig müssen nicht alle Probleme gemeistert, sondern können dem höheren Wesen überlassen werden (vgl. Tedeschi & Calhoun, 1995, S. 64).

Eine wichtige Rolle kann soziale Unterstützung darstellen (vgl. Tedeschi & Calhoun, 1995, S. 64 ff.). Soziale Unterstützung kann ermöglichen, von den effektiven Copingstrategien anderer zu lernen und Rückschläge zu vermeiden. Ein Vergleich mit anderen Betroffenen, denen es schlechter geht, kann bewirken, dass der Opferstatus und das Gefühl der Nicht-Handhabbarkeit verlassen, der eigene Selbstwert gesteigert und eine Distanzierung von anderen Betroffenen möglich wird.

Nach einem traumatischen Ereignis wird es überlebensnotwendig, die unerträglichen Qualen zu lindern, die das traumatische Ereignis hervorbringt. Von einem*Emotion-Focused Coping*[23] kann gesprochen werden, wenn das emotionale Leid verringert wird, wodurch die Suche nach Bewältigungsmöglichkeiten erst realisierbar wird. "In trying to overcome their 'victim' status, people are stretched to the limits of their ability to endure physical and psychological pain, anxiety, patience, anger, and sadness" (Tedeschi & Calhoun, 1995, S. 67). Die Kontrolle der Emotionen als eine aktive, bewusste Entscheidung, in welcher Situation Emotionen zugelassen werden, ist eine Ressource, welche auch für spätere Herausforderungen zur Verfügung steht.

---

22 Dies. nach Carver, Scheier & Weintraub (1989).

23 Dies. nach Lazarus & Folkman (1984).

6.2.2 Copingprozesse zur Wiederherstellung der Verstehbarkeit

Menschen entwickeln konzeptionelle Systeme, um die Welt fassbar zu machen. Diese beinhalten Erwartungen an uns selbst und die Welt um uns herum und geben Sicherheit beim Handeln und Reagieren. Die Informationsverarbeitung wird von Schemata, organisierten kognitiven Strukturen, geleitet (vgl. Fischer & Riedesser, 2003, S. 79, 373; vgl. Tedeschi & Calhoun, 1995, S. 67 ff.), welche über Aufmerksamkeit, Erinnerung, Bedeutung, Planung und Handlung bestimmen.[24] Schemata sind hierarchisch, Selbstwert ist ein hohes Schema im Vergleich zu z. B. mathematischen Kompetenzen. Die Revidierung höherer Schemata ist schwierig, da dies gleichzeitig alle im Zusammenhang mit ihnen stehenden niedrigeren beeinflusst (vgl. Tedeschi & Calhoun, S. 76 ff.). Traumata können jedoch höhere Schemata infrage stellen und somit grundlegende Annahmen über das Selbst- und Fremd- bzw. Weltverständnis (vgl. dies., S. 69 ff.).

Ereignisse können so verstanden werden, dass Menschen bekommen, was sie verdienen, dass das eigene Verhalten beeinflusst, was einer Person widerfährt, oder dass man keinerlei Einfluss auf diese Ereignisse hat. Wenn ein traumatisches Ereignis unverständlich erscheint, erfolgt zunächst Verleugnung. Der Weg von der Verleugnung zur Akzeptanz kann langwierig und beschwerlich sein. Die immer wiederkehrende Auseinandersetzung mit dem Ereignis, das Grübeln, hilft der Assimilierung neuer Informationen in die Schemata über Selbst und Welt. Ein major life trauma (vgl. Tedeschi & Calhoun, 1995, S. 70) kann zu einer starken Sensibilisierung für Umweltreize und zur Aufnahme vieler Informationen führen, welche jedoch zunächst überfluten, nicht distanziert wahrgenommen werden und erst später verstanden und genutzt werden können. Betroffene haben Schwierigkeiten, Beziehungen einzuschätzen, da die Konzepte, die dem Verständnis und der Einordnung ihrer Mitmenschen dienen, reduziert sind.

Der Verlust von Schemata führt zwar zu Problemen in der Informationsverarbeitung, die Informationen können jedoch auch Jahre später in die neuen, korrigierten Schemata integriert werden.

---

24 Tedeschi und Calhoun folgen hier Bandura (1976), welcher aus dem klassischen Behaviorismus einer Reiz-Reaktions-Verbindung und Konditionierung das Modell-Lernen entwickelte, welches Lernen als durch Interaktion entwickelte Ausbildung von kognitiven Schemata und Regelsystemen, die das Verhalten beeinflussen, versteht.

6.2.3 Copingprozesse zur Wiederherstellung der Bedeutsamkeit

Antonovsky (1997) bezeichnet Bedeutsamkeit als „das motivationale Element" (ders., S. 35) des Kohärenzgefühls, welches im Zusammenhang mit dem „Ausmaß, in dem man das Leben emotional als sinnvoll empfindet" (ders., S. 35), steht und dazu befähigt, Herausforderungen anzunehmen und ihnen eine Bedeutung zuzuschreiben. Um das Leben trotz Traumatisierung als bedeutsam zu verstehen, muss dem traumatischen Ereignis selbst eine Bedeutung gegeben werden. Menschen, die nicht über höhere Schemata verfügen, welche bei der Verarbeitung des Traumas unterstützend wirken, kann die Suche nach Bedeutsamkeit selbst zu einer Entwicklung solcher Schemata verhelfen (vgl. Tedeschi & Calhoun, 1995, S. 72).

Tedeschi und Calhoun verweisen in diesem Zusammenhang auf die Bedeutung, die Religiosität als höherem Schema innerhalb des Bedeutungsfindungsprozesses zukommen kann (vgl. dies., S. 72 ff.). Coping steht im Zusammenhang mit der Stellung, die religiöse Schemata einnehmen, und mit deren Flexibilität. Ein gut entwickeltes Schema, das hilft, dem Ereignis eine Bedeutung zu geben, wird durch das Trauma selbst weniger angegriffen als ein weniger entwickeltes Schema, da dieses das Ereignis besser assimilieren kann (vgl. dies., S. 75). Das traumatische Erlebnis als bedeutendes Ereignis in der eigenen Biographie zu verstehen, ist Ziel des Prozesses der Bedeutsamkeitsfindung (vgl. dies., S. 75).

6.3 Posttraumatisches Wachstum als Resultat des Copingprozesses

Tedeschi und Calhoun kritisieren die Annahme, dass ein von den Betroffenen beschriebenes posttraumatisches Wachstumserleben, Folge einer positiven Reinterpretation des traumatischen Ereignisses, und somit selbst ein Copingprozess sei. Dies entspräche nicht der Perspektive der Betroffenen. Diese sähen in diesem Wachstum das Resultat ihres Copingprozesses. Die Autoren folgen dieser Perspektive und stützen ihr Konzept auf das von den Betroffenen wahrgenommen Wachstum (vgl. Tedeschi & Calhoun, 1995, S. 77).

6.3.1 Wachstum im Bereich der Selbst- und Fremdwahrnehmung

Die Illusion der Unverwundbarkeit, welche zunächst zu einer Verleugnungsreaktion führt, wird im Nachhinein revidiert: "I am not as invulnerable as I thought" (Tedeschi & Calhoun, 1995, S. 80). Auch die Überzeugung, dass Ereignisse nicht willkürlich sind, sondern einen Grund haben, wird angegriffen. Wenn an der Überzeugung der eigenen Kontrollfähigkeit zunächst festgehalten wird, muss ein Grund für das Ereignis gefunden werden. Lässt sich ein solcher Grund nicht finden, folgt eine Revision der Annahmen über die Kontrollierbarkeit von Ereignissen, oder aber das Schema kann durch Selbstbeschuldigung erhalten bleiben (vgl. Olbricht, 2004, S. 83). Auf diese Weise kann die Überzeugung, dass Schlechtes nur schlechten Menschen widerfährt, erhalten bleiben. Sie muss nicht dahingehend verändert werden, dass Schlechtes auch guten Menschen geschehen kann. Dies kann wiederum Schemata, die sich auf den Selbstwert beziehen, irritieren (vgl. Tedeschi & Calhoun, 1995, S. 80). Gelassenheit, d. h. die Akzeptanz unveränderbarer Gegebenheiten, wird als eine positive Veränderung innerhalb des Selbst-Schemas wahrgenommen (vgl. dies., S. 55).

Flexible Schemata, die negative Erlebnisse assimilieren können, werden nicht irritiert, und folglich ist Wachstum eher unwahrscheinlich (vgl. Tedeschi & Calhoun, 1995, S. 74 f.). Stattdessen kann es zu einer Stärkung der vorhandenen Schemata kommen. Religiosität zählt zu dieser Form von Schemata, auch wenn die Erlebnisse dazu führen können, dass die vorhandenen Überzeugungen als nicht vollständig wahrgenommen und verändert werden. Sie können im Nachhinein weiterentwickelt werden und so zu Veränderungen innerhalb des Schemas führen. Ein größtmögliches Wachstum wird von Tedeschi und Calhoun dort gesehen, wo eine positive Bewertung des Selbst und der Welt bereits vorhanden ist: "a challenging, potentially rewarding environment with which self copes in heroic fashion" (dies., S. 82).

Traumatische Ereignisse, die als selbstverschuldet wahrgenommen werden, können besonders zu Veränderungen der Selbst-Schemata führen. Fremdverschuldete Ereignisse können vermehrt Schemata, welche die Beziehung zu und das Verständnis von anderen betreffen, verändern. Die Art des Wachstums steht jedoch weniger in Zusammenhang mit dem Ereignis selbst als vielmehr mit den ihm folgenden eigenen und fremden Reaktionen. "Events that lead to help being offered within a collaborative framework may produce the most growth" (Tedeschi & Calhoun, 1995, S. 83). Die Unterstützung kann sich positiv auf Schemata in Bezug auf das soziale Umfeld auswirken. Schemata des Selbst werden wiederum positiv verändert, wenn Betroffene selbst anderen Hilfe anbieten können.

Die Überwindung von Krisen hängt nicht nur von der Fähigkeit ab, sich Herausforderungen zu stellen, Erfahrungen zu sammeln und Problemlösungen zu suchen. Wenn Ereignisse nur bedingt oder nicht beeinflussbar sind, ist es wichtig, einschätzen zu können, wann ein Versuch unrealistisch ist und zu einer Vergeudung von Kräften führen würde. Traumatische Ereignisse, die keine Kontrolle oder Veränderung ermöglichen, werden deshalb von Menschen besser verkraftet, die flexibel sind und kreative Lösungsansätze entwickeln können. Kreative Menschen verfügen über Selbstvertrauen, internal locus of control, Widerstandsfähigkeit und Optimismus (vgl. Tedeschi & Calhoun, 1995, S. 55, 85), folgen nicht nur konventionellen Lösungen, reagieren nicht einfach auf Situationen, sondern können an ihnen arbeiten. Menschen mit einer emotionalen Kreativität (vgl. dies., S. 55) sind teilweise in der Lage, von ihrer Umwelt und sich selbst verschiedene, komplexe Konstrukte zu entwickeln. Sollten sie ihre Rolle verlieren oder aufgeben müssen, verlieren sie weniger Selbstachtung als solche, die auf ihr eines Selbstbild festgelegt sind.

Menschen mit einem internal locus of control (vgl. Tedeschi & Calhoun, 1995, S. 44 f.) gehen davon aus, dass sie durch ihr Verhalten eine gewisse Kontrolle über Ereignisse haben, im Gegensatz zu einem external locus of contol. Ein internal locus of control fördert den Widerstand gegen Beeinflussung und Manipulation und die Bereitschaft, Entscheidungen zu treffen, um soziale Veränderungen herbeizuführen. Selbstvertrauen und das Bewusstsein über die eigenen Fähigkeiten führt zu der Sicherheit, situativ angemessen handeln zu können (vgl. dies., S. 45 f.). Handlungen, von denen angenommen wird, dass sie die eigenen Kapazitäten übersteigen, werden gemieden. Je größer das Selbstvertrauen, desto mehr Handlungsspielräume werden eröffnet, welches wiederum die Erfolgschancen steigert und zu einer weiteren Stärkung führt.

Optimismus fördert eine aktive und problemfokussierte Art, mit Stressoren umzugehen. Die Erwartung von Positivem ermöglicht in kontrollierbaren Situationen den Einsatz problemfokussierter Copingstrategien. Auch Widerstandsfähigkeit unterstützt eine aktive Lösungssuche, die Überzeugung, Ereignisse beeinflussen zu können, und die Erwartung, dass Herausforderungen im Leben zu einer Weiterentwicklung führen (vgl. Tedeschi & Calhoun, 1995, S. 46 f.).

Tedeschi und Calhoun fanden durch Studien heraus, dass der Charakter eines Menschen die Art des Wachstums beeinflussen kann. Menschen, die berichteten, für sich nun neue Perspektiven zu sehen, verfügten über eine nach innen und außen gerichtete Offenheit, auch gegenüber neuen Erfahrungen, und waren eher aktiv. Menschen, die angaben, andere nun in einem anderen, positiveren Licht zu sehen, mehr Verständnis für Mitmenschen entwickelt zu haben und intimere Beziehungen zu haben, hatten allgemein einen warmen und generösen Charakter und waren offen für ihre Gefühlen (vgl. dies., S. 35 f.).

6.4 Das Modell des Personal Growth durch Coping

Psychologisches Wachstum entsteht, wenn das Bild von einem selbst und der Welt verändert wird, und diese Veränderung aufgrund eines besseren Verstehens geschieht (vgl. Tedeschi & Calhoun, 1995, S. 87). Dieses Verstehen ermöglicht es, eigene Handlungen zu verändern, um sich vor zukünftigem Stress bzw. Verletzungen zu schützen. Psychologisches Wachstum entsteht auch, wenn neue Aktivitäten erschlossen werden, Verluste neu bewertet werden und die Veränderungen als Resultat des Traumas bzw. durch den Kampf mit den durch das Trauma hervorgerufenen Herausforderungen verstanden werden. Betroffene nehmen sich als weiser und glücklicher wahr, obgleich die Veränderungen durch Leid ausgelöst wurden (vgl. dies., S. 87 f.).

Die charakteristischen Voraussetzungen für ein maximales Wachstum bestehen in der Fähigkeit, sich von konventionellen Lösungsansätzen zu befreien, Ordnung ins Chaos zu bringen etc. (vgl. Tedeschi & Calhoun, 1995, S. 88). Auch die Bewertung des Traumas hängt von persönlichen Eigenschaften wie Optimismus, Widerstandsfähigkeit und Selbstkontrolle ab. Ein Trauma löst zunächst einen Schock oder aber Verleugnung aus. Es folgt emotionaler Stress, und höhere Schemata werden angegriffen. Primäre Kontrollstrategien wie die Umkehrung oder das Rückgängigmachen des Ereignisses versagen, die Situation wird als unhandhabbar, unfassbar oder sinnlos wahrgenommen. Es folgen sekundäre Reaktionen wie Grübeln, und schließlich beginnt die Revision alter Schemata und es kommt zu Entlastungen durch emotional-fokussierte Copingstrategien (vgl. dies., S. 89 f.). Diese sind wiederum abhängig von den Charaktereigenschaften und werden von Hilfssystemen wie Unterstützung aus dem sozialen Umfeld oder Selbsthilfegruppen beeinflusst.

Wichtig ist, dass die Betroffene die Möglichkeit hat, ihren eigenen persönlichen Weg zum Umgang mit der Situation zu finden. Das persönliche Wachstum beginnt in Form einer Veränderung der Wahrnehmung der eigenen Stärken, von Hilfesystemen und dem Verständnis des Lebens und dessen Wechselhaftigkeit (vgl. dies., S. 88 ff.). Das Unveränderbare wird akzeptiert, es werden neue, realistischere Ziele gesetzt und ein neues Verständnis für das traumatische Erlebnis entwickelt (vgl. dies., S. 90 f.).

Tedeschi und Calhoun sehen erfolgreiches Coping dort, wo die Situation verstanden und emotionaler Stress vermindert wird, wo die Betroffenen handeln, um neu gesetzte Ziele zu erreichen (vgl. dies., S. 90). Es wird festgestellt, dass eigene Ressourcen vorhanden sind, die es ermöglichen, anderen zu helfen. Die Situation wird als besser fassbar, handhabbarer und bedeutungsvoller wahrgenommen. Es folgen kognitive Prozesse, welche zu weitergehendem Wachstum, d. h. zu Weisheit, besonders bei kreativen Menschen, führen.

Das Grübeln kann reflexiver werden, da die Situation nun handhabbarer, fassbarer und verständlicher ist. Das Wissen um persönliche Stärke bei aller Verletzlichkeit wird integriert und nicht als paradox empfunden. Die kognitiven Veränderungen äußern sich in einer erneuten Betrachtung und Revision der Lebensgeschichte und der Entwicklung der Fähigkeit zu dialektischem Denken, welches die Paradoxien und Zusammenhänge innerhalb des Prozesses verständlich macht. Es wird eine neue Kreativität in den Handlungen entwickelt, welche sich auch auf der Beziehungsebene zeigt.

Der Prozess fördert die Entwicklung von Empathiefähigkeit und lehrt Hilfe anzunehmen und zu leisten, was positiv zu der Vertiefung von Beziehungen führen kann. Die erlangte Weisheit ermöglicht es, dem traumatischen Erlebnis eine Bedeutung zu geben (vgl. dies., S. 91).

Tedeschi und Calhoun sehen in der erfolgreichen Bewältigung eines Traumas einen sehr mühsamen Weg. Sie heben jedoch hervor, dass "all who experience personal growth as a result of trauma strengthened themselves by struggling merely to cope at the start, then made discoveries experienced as profoundly enlightening, and then incorporated these discoveries into a life path viewed with satisfaction and pride" (Tedeschi & Calhoun, 1995, S. 41).

6.5 Besondere Aspekte der Traumatisierung durch sexuelle Gewalt

Die Komponenten Handhabbarkeit, Verstehbarkeit und Bedeutsamkeit „werden durch die Zerstörung der Fundamente des Selbst so stark erschüttert, dass von einem tragfähigen ‚sense of coherence' zunächst nicht die Rede sein kann" (Gahleitner, 2005a, S. 284). Der Verarbeitungsprozess sexueller Gewalterfahrungen beinhaltet die Entwicklung von Strategien zur Wiederherstellung dieser Komponenten. Gahleitner sieht bei sexuellen Gewalterfahrungen in der Kindheit besonders die Komponenten Bedeutsamkeit und Verstehbarkeit angegriffen, sodass Verarbeitungsprozesse sich auf kreative Formen der Handhabbarkeit beziehen (vgl. dies., S. 285).

7 Biographische Bildungsprozesse

7.1 Erziehungswissenschaftliche Biographieforschung als qualitative Bildungsforschung

Die wissenschaftliche Biographieforschung beginnt im 18. Jahrhundert, wobei das pädagogische Interesse auf Theorie und Praxis der Erziehung gerichtet war.[25] In den 1920er Jahren gab es eine erneute Verknüpfung von biographischen Methoden und Pädagogik.[26] Schwerpunkt war die biographische Jugendforschung. Die Biographieforschung fand mit dem aufkommenden Nationalsozialismus ein Ende. Sie wurde erst in den 1960er Jahren im Bereich der Jugendpädagogik wieder fortgesetzt. Erstmals beschreibt Henningsen (1981) erziehungswissenschaftliche Biographieforschung als Methode zum Aufzeigen von Bildungsprozessen, welche durch Leidensprozesse angestoßen würden.

Schütze (1978) führte mit dem narrativen Interview eine qualitative Methode ein, welche kontrollierbare Analysen von Lebenswelten und biographischen Prozessen ermöglicht. Als eine weitere qualitative Methode wurde das problemzentrierte Leitfadeninterview von Witzel (2000) entwickelt, welches die Analyse von individuellen und kollektiven Handlungsstrukturen und die Verarbeitungsmuster gesellschaftlicher Realität ermöglicht. Diese neuen Methoden der qualitativen Sozialforschung wurden von Baake und Schulze (1993) in die erziehungswissenschaftliche Forschung integriert. Schulzes Forschung richtete sich auf die Frage, wie der Mensch sein Leben bewältigt, welche Lernprozesse sich in biographischen Schilderungen, welche Bildungsprozesse sich in der Reflexion und dem Lernen aus der eigenen Biographie mit Auswirkung auf die Zukunftsgestaltung und -planung zeigen (vgl. Schulze, 1993, S. 195 f.).

Erziehungswissenschaftliche Biographieforschung als Bildungsforschung nach Marotzki (2006) untersucht Entwicklung, Erhalt und den kontinuierlichen Wandel von Selbst- und Weltreferenz. „Bildungstheorie beschäftigt sich mit der zentralen reflexiven Verortung des Menschen in der Welt, und zwar in einem zweifachen Sinne: zum einen hinsichtlich der Bezüge, die er zu sich selbst entwickelt (Selbstreferenz), und zum anderen hinsichtlich der Bezüge, die er auf die Welt entwickelt (Weltreferenz). Bildung ist aus dieser Perspektive der Name für den reflexiven Modus des menschlichen In-der-Welt-Seins“ (Marotzki, 2006, S. 61).

---

25 Siehe Rousseau (1998).

26 Siehe Bühler (1934).

Der Prozess, in dem ein Informant während eines narrativen Interviews Angaben wie Zeit, Ereigniszusammenhänge, Folgen etc. ordnet, wird als Biographisierung bezeichnet (vgl. Marotzki, 1991, S. 184 f.), d. h. Biographisierung beinhaltet die Herstellung von Zusammenhängen, die Verortung von Erlebnissen. Erst durch die Reflexion von Erlebnissen kann ein subjektiver Sinn konstruiert werden.[27] Dabei können verschiedene Haltungen gegenüber dem Selbst und der Welt entwickelt werden. Ein Infragestellen der Logik des Alltags führt zu einer Krise, welche Biographisierungsprozesse und Veränderungen des Selbst- und Weltverständnisses anstoßen kann. „Die Analyse der in Form von narrativen Interviews dokumentierten Biographisierungsprozesse dient der Absicht, solche Formen der Selbst- und Welthaltungen auszulegen“ (ders., S. 198), und zeigt Bildungsfiguren auf. Die Reflexion von Erlebnissen erzeugt demnach Sinn und Bedeutung, was sich auf die Selbst- und Weltansicht auswirkt.

Marotzki beschreibt Biographisierung im Dilthey'schen Sinne als „Prozess der Zusammenhangsbildung“ (Marotzki, 1991, S. 191). Somit ist Biographieforschung Analyse bedeutungszuschreibender, erfahrungsorganisierender Konstrukte. „Nur wo solche vom Subjekt gestifteten Sinnzusammenhänge vorhanden sind, ist auch Entwicklung möglich“ (ders., ebenda). Die erziehungswissenschaftliche Biographieforschung versteht Biographien zwar als soziale Konstrukte, betrachtet jedoch „individuelle Formen der Verarbeitung gesellschaftlicher und individueller Erfahrungen“ (ders., S. 186), statt eine Generalisierung anzustreben. Die Reaktions- und Verarbeitungsformen stellen dabei individuelle Variationen oder eigene Entwicklungen zum Umgang mit diesen Erfahrungen dar und sind nicht aus den sozialen Kontexten heraus vorhersagbar. Die Flexibilität von Selbst- und Weltreferenz ermöglicht dabei zugleich flexible Problemlösungsprozesse und stellt eine bedeutsame Ressource dar. Marotzki sieht eine wachsende Bedeutung von „kreativen, innovativen, expressiven Problemlösungsressourcen“ in Anbetracht „gesellschaftlicher Problemlagen“ (ders., S. 199).

---

27 Marotzki bezieht sich hier auf die phänomenologische Perspektive von Alfred Schütz. Schützes (1971) Theorien, welche auf seiner Darstellung von Bildungsprozessen aufbauen, werden hier nicht weiter vertieft.

7.2 Verarbeitung sexueller Gewalterfahrungen und erziehungswissenschaftliche Biographieforschung

In den Erziehungswissenschaften ist die Erforschung von Bildungsprozessen im Zusammenhang mit der Verarbeitung sexueller Gewalterfahrungen noch neu. Erstmals hat Anke Spies sich mit der Erforschung biographischer Bildungsprozesse im Zuge der Verarbeitung sexueller Gewalterfahrungen beschäftigt und gefragt, inwieweit verdrängte Erinnerungen sexueller Gewalterfahrungen „Handlungs- und Lebensorientierung gemäß einer gewaltgeprägten Realitätsumdeutung" (Spies, 2000, S. 12) darstellen, Abhängigkeit das Leben der Betroffenen kontrolliert und erst durch einen Prozess des „Sich-Bildens" (vgl. Hentig, 2004, S. 39) „ein Bewusstsein über den eigenen, zieloffenen Entwicklungsprozess erlangt werden kann" (Spies, 2000, S. 12).

Die Verarbeitung sexueller Gewalterfahrungen als Thema erziehungswissenschaftlicher Biographieforschung, welche „individuelle Formen der Verarbeitung gesellschaftlicher und individueller Erfahrungen" (Marotzki, 1991, S. 186) analysiert, kann mithilfe qualitativ-empirischer Methoden auf Bildungsprozesse hin untersucht werden. Spies (2000) analysierte Autobiographien von Pädagoginnen, welche sexuelle Gewalterfahrungen in der Kindheit erlebt haben, auf die Frage hin, inwieweit der Verarbeitungsprozess als ein spezifischer Bildungsprozess verstanden werden kann. Reflexionen der eigenen Geschichte versteht sie dabei als Bildungs- und Emanzipationsprozesse, im Sinne eines Emanzipationsbestrebens von der eigenen Geschichte als Motivator für einen Prozess, der sich durch Eigeninitiative, produktive Gestaltung und Suche nach Selbstwerdung auszeichnet. „Das zurückgewonnene Wissen um die Bedingungen des eigenen Lebens wird aber nicht bestehendem Wissen hinzugefügt, sondern verändert alles vorherige und mündet in einem neuen Identitätsentwurf" (dies., S. 209).

Hier lässt sich an das Konzept des posttraumatischen Wachstums anschließen, welches darauf aufbaut, dass der Mensch sein Bild der Welt aktiv konstruiert (vgl. Tedeschi & Calhoun, 1995, S. 67). Bandura (1976) folgend sehen sie dies im Zusammenhang mit der kontinuierlichen, durch Interaktion entwickelten Ausbildung von kognitiven Schemata und Regelsystemen, welche das Verhalten beeinflussen. Diese Schemata führen zu der Entwicklung eines Selbst- und Weltbildes und lassen die Welt handhabbar, fassbar und bedeutsam erscheinen. Ein Trauma kann diesen Prozess stören und zu einer Erschütterung der bisherigen Schemata führen (vgl. Tedeschi & Calhoun, 1995, S. 70). Fischer und Riedesser sehen „eine generelle Erschütterung von Welt- und Selbstverständnis beim traumatisierten Individuum" (Fischer & Riedesser, 2003, S. 74). Für die Verarbeitung des Traumas sei daher die therapeutische Zielrichtung, den gesamten „Welt- und Selbstbezug des Subjekts, von der physiologischen Ebene über die emotionale Erfahrung bis hin zu kognitiven und, wenn man will, ‚alltagsphilosophischen' Mustern der Welt- und Selbsterfahrung" so umzuarbeiten, dass „die traumatische Situation verständlich wird im Rahmen der allgemeinen Welterfahrung" (dies., S. 74). Dabei kann es dazu kommen, dass die vorhandenen Schemata verändert werden und posttraumatisches Wachstum entsteht (vgl. Tedeschi & Calhoun, 1995, S. 81).

8 Methodik

8.1 Methodisches Vorgehen

Im vorangehenden theoretischen Teil habe ich basierend auf der dort erwähnten Literatur zuerst die Grundlagen des Phänomens der sexuellen Gewalt bei Kindern hinsichtlich ihrer geschichtlichen und gesellschaftlichen Aspekte und ihrer Folgen für Individuum und Gesellschaft erörtert sowie den Copingprozess der von sexueller Gewalt in der Kindheit Betroffenen aus einer salutogenetischen und ressourcenorientierten Perspektive vorgestellt. Abschließend habe ich die Hypothese aufgestellt, dass das von Tedeschi und Calhoun aufgestellte Modell des posttraumatischen Wachstums auf biographische Bildungsprozesse übertragbar ist. Im Folgenden werde ich die Verarbeitung sexueller Gewalterfahrungen auf diese Bildungsprozesse hin untersuchen und dabei der Methode der erziehungswissenschaftlichen Biographieforschung folgen.

8.1.1 Methode der Datenerhebung: das problemzentrierte Interview

Spies analysierte veröffentlichte Autobiographien, um „die Lern- und Bildungsprozesse nachzuzeichnen", und hoffte somit auch „die Kontroverse um Erinnerungen im Erwachsenenalter weiter differenzieren zu können" (Spies, 2000, S. 13). Ihre Untersuchung lässt jedoch die Frage offen, wie der Bildungsprozess aussieht, „wenn die betroffenen Frauen nicht auf ein pädagogisch und analytisch geübtes Reflexionsrepertoire zurückgreifen können" (dies., S. 224). Meine Untersuchung stützt sich hingegen nicht auf Betroffene, welche vor dem Beginn ihres Verarbeitungsprozesses eine pädagogische Ausbildung begonnen oder absolviert hatten. Auch ist sie nicht auf die Analyse von Autobiographien aufgebaut, da für die Erforschung von Bildungsprozessen, die sich in einer veränderten Selbst- und Weltreferenz äußern, eine Verständnis generierende Methode erforderlich schien. Die subjektive Wahrnehmung und Sinngebung kann in einer halboffenen Interviewsituation durch die Möglichkeit des Nachfragens besser erfasst und vorgreifenden oder fehlerhaften Interpretationen entgegengewirkt werden.

Bei meinen Befragungen entschied ich mich jedoch auch aus ethischen Gründen gegen die Methode des narrativen Interviews nach Schütze (1978), welches auf die Eigendynamik der Erzählsituation und die darin enthaltenen Darstellungszwänge des Informanten setzt, wobei „leicht die gewöhnlichen Schwellen des Schuld- und Schambewusstseins überschritten" werden, welche „sonst dem Verschweigen anheimfallen würden" (Spöhring, 1989, S. 169). Dies erscheint bei einem solch intimen und verletzlichen Thema nicht angemessen.

Auch Gahleitner (2005b) rät bei emotional vulnerablen Themen zu qualitativen, halbstrukturierten Methoden der Sozialwissenschaften, da diese eine flexible Form der Annäherung darstelle und zudem „Zusammenhänge zwischen individueller Biographie, Missbrauchserfahrung und ihrer Verarbeitung" (dies., S. 42) erkennbar mache.

Die Methode des problemzentrierten Interviews nach Witzel (1982) ermöglicht als Verständnis generierende Kommunikationsform Einblicke in die zu untersuchende subjektive Wahrnehmung sozialer Realität,[28] „the actor's point of view" (ders., S. 38). Bei dieser Methode wird ein Interviewleitfaden als Orientierung genutzt, welcher auf dem Hintergrundwissen des Forschers aufbaut und dieses thematisch strukturiert. Offene Einstiegsfragen initiieren einen narrativen Erzählfluss, die halbstrukturierte Methode ermöglicht jedoch auch Verständnis generierendes und problemzentriertes Nachfragen, sodass der zu erforschende Themenbereich abgedeckt werden kann.

Witzel sieht in einer Unterbrechung des Erzählflusses mit für den Informanten nachvollziehbaren Nachfragen keine Minderung der Datenqualität oder der Mitteilungsbereitschaft des Informanten, die erzählungsgenerierende Funktion bleibe erhalten (vgl. ders., S. 92). Vielmehr wirke gezieltes Nachfragen Verständnis generierend, und bei der Auseinandersetzung mit Bildungsprozessen sei das Verständnis der subjektiven Wahrnehmung Voraussetzung (vgl. ders., S. 77). Das problemzentrierte Interview nach Witzel beinhaltet die Kriterien Problemzentrierung, Gegenstandsorientierung und Prozessorientierung. Meine Untersuchung ist insofern problemzentriert, als zum einen eine gesellschaftliche Problemstellung wahrgenommen wird - hier die sexuelle Gewalt an Kindern - und zum anderen diese Problemstellung auf der Ebene des betroffenen Individuums untersucht wird. Im Vordergrund steht dabei der Copingprozess der Betroffenen.

Mein Hintergrundwissen wurde, wie von Witzel gefordert (vgl. Witzel, 1982, S. 90), zuvor systematisiert und entsprechend der Problemzentrierung in einem Interviewleitfaden geordnet. Meinen Informantinnen wurde in der Interviewsituation ermöglicht, ihre Sicht und Ausdifferenzierung des Problems darzustellen. Dazu bedurfte es einer möglichst großen Offenheit, Unvoreingenommenheit, aber auch des Bedürfnisses nach Verstehen der Erzählungen meiner Informantinnen.

---

28 Siehe Bohnsack (2007).

Die Gegenstandsorientierung zeigt sich in der Wahl der Forschungsmethode aufgrund der oben genannten Auswahlkriterien für ein problemzentriertes Interview als Erhebungsmethode. Das problemzentrierte Interview stellt einen guten Kompromiss in der Methodenwahl zwischen der Analyse von Autobiographien und dem narrativen Interview dar. Es eignet sich zur Untersuchung des oben beschriebenen Gegenstandes dieser Arbeit, der Erforschung biografischer Bildungsprozesse, indem es als offene Methode Einblicke in die subjektive Wahrnehmung der Interviewten ermöglicht - welches Rückschlüsse auf Bildungsprozesse zulässt -, ohne dabei auf eine persönliche Grenzüberschreitung der Informanten zu bauen.

Die Prozessorientierung der Untersuchung liegt 1. im Forschungsgegenstand selbst, d. h. in den Verarbeitungs- und Bildungsprozessen der Informanten, und 2. in der Form einer schrittweisen Erhebung und Prüfung der Daten innerhalb des Forschungsprozesses. Der Prozess der Untersuchung verlief über ein theoretisches Sampling und die Kontaktaufnahme, den Entwurf des Leitfadens und eines Kurzfragebogens, der Durchführung eines Probeinterviews und einer Überarbeitung des Leitfadens.

8.1.2 Datenaufarbeitung

Für die qualitative Analyse des problemzentrierten Interviews wird das Gespräch mit einem Tonbandgerät o. Ä. aufgezeichnet. Da der Interviewer selbst als Teil der Untersuchungssituation verstanden wird (vgl. Gahleitner, 2005b, S. 49), wird in einem Postskriptum dessen subjektive Bewertung der Interviewsituation festgehalten, ebenso wie Beeinflussungen, die über das Diktiergerät nicht erfasst werden können, und Aussagen über Ergänzungsfragen und Rahmenbedingungen. Der gesprochene Text des Interviews wird anschließend wörtlich transkribiert, und so „eine vollständige Textfassung verbal erhobenen Materials hergestellt, was die Basis für eine ausführliche interpretative Auswertung bietet" (Mayring, 1990, S. 64).

8.1.3 Auswertung der Daten

Die Analyse der erhobenen Daten erfolgt mithilfe der qualitativen Inhaltsanalyse nach Mayring (2000), welche die Funktion der theoriegeleiteten Textanalyse hat und der systematischen, methodisch kontrollierten, schrittweisen Untersuchung transkribierten Kommunikationsmaterials dient. Dabei wird das Material zergliedert und auf der Grundlage theoriegeleiteter Analyseaspekte betrachtet. Für eine strukturierte Inhaltsanalyse werden deskriptive Systeme konstruiert, welche eine systematische nachvollziehbare Ordnung des Materials ermöglichen, denn das „Kategoriensystem stellt das zentrale Element der Analyse dar" (ders., S. 43). Die Kategorien bauen auf dem theoretischen Vorwissen des Forschers auf, werden von der Fragestellung abgeleitet und in Bezug auf die erhobenen Daten entwickelt. Es wird ein Codierungsleitfaden für das Kategoriensystem entwickelt, welcher anhand von Ankerbeispielen die Strukturierung der Daten eindeutig festlegt. Als Ankerbeispiele werden besonders eindeutige Belegzitate aus dem Datenmaterial ausgewählt. Während des ersten Materialdurchlaufs wird das Kategoriensystem überarbeitet und der gesamte Text in Bezug auf das Kategoriensystem betrachtet, wobei jede Textstelle, die einer Kategorie zugeordnet werden kann, systematisch extrahiert wird (vgl. Gahleitner, 2005c, S 58 f.). Dazu werden die Textstellen in dem transkribierten Datenmaterial entsprechend gekennzeichnet. Das Kategoriensystem muss so entwickelt werden, dass jede Textstelle eingeordnet werden kann.

8.2 Konkretes Vorgehen

8.2.1 Entstehung der Fragestellung

Durch Gespräche mit Frauen im Frauenladen von Wildwasser Berlin e. V.[29] habe ich Einblicke in die Arbeit erhalten, die Betroffene sexueller Gewalterfahrungen in der Kindheit im Zuge des Verarbeitungsprozesses leisten. Frauen aus dem Selbsthilfebereich berichteten mir von ihrem Kampf gegen Opferstigmatisierungen auf der einen und der Suche nach Unterstützung und Verständnis auf der anderen Seite. Ich erfuhr, dass sie bei sich nicht nur Defizite aufgrund ihrer Traumatisierung sehen, sondern auch ganz spezielle traumabedingte Fähigkeiten entwickeln, wie z. B. sehr ausgeprägte „Antennen" für die Stimmungen und die Erwartungen ihrer Mitmenschen.

Solche Fähigkeiten können, unkontrolliert, sehr belastend sein. Wenn sie jedoch durch die Verarbeitung und Auseinandersetzung mit dem Trauma bewusst und gezielt einsetzbar würden, dann wären sie Ausdruck einer beachtlichen sozialen Kompetenz.

Den Verarbeitungsprozess als einen Bildungsprozess (vgl. Spies, 2000, S. 208 ff.) und Copingstrategien als Kapazitäten anzuerkennen, erschien mir als ein großer Schritt weg von der Stigmatisierung der Betroffenen

---

29 Wildwasser Berlin, Arbeitsgemeinschaft gegen sexuellen Missbrauch an Mädchen e. V. Der Kontakt entstand über die Selbsthilfe und Beratung für Frauen, die als Mädchen sexuelle Gewalt erfahren haben.

hin zu einer Anerkennung ihrer Leistungen und Fähigkeiten, auch und vor allem mit Sicht auf ihren beruflichen Lebensweg.

Betroffene erzählten mir stattdessen von ihrer Wut, nach einem mühsam erkämpften Schweigen brechen (vgl. Davis, 1992, S. 37) wiederum zum Schweigen verdammt zu sein, wenn es um den Versuch einer beruflichen Reintegration gehe. Die Chance auf eine solche sähen sie nur in einer Fälschung ihres Lebenslaufes, um Lücken in diesem zu schließen, die entstanden waren durch die langjährigen Phasen innerhalb des Verarbeitungsprozesses, in denen die Fortsetzung von Ausbildung oder Berufsleben nicht möglich war. Außerdem wurde darauf hingewiesen, dass die Gefahr einer Stigmatisierung bestehe, wenn ein - potenzieller - Arbeitgeber oder aber Kollegen von dem Gewalterlebnis erfahren würden. Diese Ängste scheinen mit der Diskussion um einen „gläsernen Patienten" noch gewachsen zu sein.

In meiner Magisterarbeit möchte ich daher untersuchen, inwieweit die Verarbeitung sexueller Gewalterfahrungen als Bildungsprozess[30] verstanden werden kann und welche speziellen Kompetenzen innerhalb dieses Bildungsprozesses im Zuge der Entwicklung von Copingstrategien entwickelt bzw. vertieft werden. Mit meiner Untersuchung erhoffe ich mir eine Hypothese generieren zu können, welche einen Schritt in die Beantwortung meiner Fragestellung bedeutet. Dadurch erhoffe ich mir zum einen tiefere Einblicke in die Lebenswirklichkeit der Betroffenen, in die Folgen sexueller Gewalt und die Bedeutung des Verarbeitungsprozesses für die Betroffenen und in der Folge auch für die Gesellschaft.

Zum anderen erwarte ich Hinweise dahingehend zu bekommen, welche äußeren Einflüsse, Interventionen, und Therapieansätze als hilfreich erlebt werden und was den Prozess von außen unterstützen kann oder behindert. Ich verspreche mir dadurch auch einen Schritt in Richtung einer Anerkennung der Leistungen und Fähigkeiten der Betroffenen, möglicherweise auch in Richtung der Fragestellung nach einer Qualifizierung durch eine erfolgreiche Verarbeitung.

30 Ich folge hier Marotzkis (2006) Verständnis von Bildung als den „reflexiven Modus des menschlichen In-der-Welt-Seins" (ders., S. 61).

8.2.2 Theoretisches Sampling

Die Beratungsstelle für Frauen von Wildwasser e. V. Berlin arbeitet nach dem *betroffenenkontrollierten Ansatz*.[31] Dies ermöglicht den Zugang zu Informantinnen, die einerseits so weit in ihrem eigenen Verarbeitungsprozess fortgeschritten sind, dass sie Beratungsarbeit leisten können, und die andererseits nicht nur Expertinnen in eigener Sache sind, sondern mit Frauen arbeiten, die am Anfang oder mitten in ihrem Verarbeitungsprozess stehen.

Der Zugang erfolgte nach einigen persönlichen Kontakten über eine offizielle Anfrage an die Teams der Arbeitsbereiche von Wildwasser e.V. Berlin. In dieser bekundete ich mein Interesse an dem Verarbeitungsprozess sexueller Gewalterfahrungen allgemein und in Bezug auf die Wahrnehmung möglicher positiver Folgen dieses Prozesses.

Daraufhin erklärten sich mehrere selbst von sexueller Gewalt betroffene Mitarbeiterinnen bereit, sich von mir interviewen zu lassen. Es wurden vier von ursprünglich fünf geplanten Interviews durchgeführt. Das fünfte Interview entfiel, da keine wesentlichen weiterführenden Daten zu erwarten waren. Drei Interviews wurden ausgewählt, wobei die Position im Verarbeitungsprozess für die Auswahl entscheidend war.

8.2.3 Der Interviewleitfaden

„Ziel Qualitativer Forschung ist das Aufdecken von Strukturen des Verhältnisses des Subjekts zu seiner Lebenswelt“ (Marotzki, 1995, S. 58). Von der offenen Methode des Interviewleitfadens als Orientierungshilfe bei der Durchführung des problemzentrierten Interviews erhoffte ich mir Einblicke in subjektive Erlebens- und Wahrnehmungsweisen der sozialen Realität Betroffener, in Reflexionen der Erfahrungen innerhalb des Verarbeitungsprozesses, in das Lernen aus dieser Reflexion und einer so beeinflussten neuen Wirklichkeitsrekonstruktion (vgl. Spies, 2000, S. 29) bzw. erkennbaren Veränderungen innerhalb der Selbst- und Weltreferenz (vgl. Marotzki, 2006, S. 61).

---

31 Der betroffenenkontrollierte Ansatz wurde von den Berliner Projekten Tauwetter e. V., Wildwasser e. V. und dem Weglaufhaus Villa Stöckle e. V. konzipiert. Teil des Konzepts ist die festgeschriebene Einstellung von Betroffenen. Die Professionalität der Mitarbeitenden ist begründet in weitreichender Berufserfahrung, einer akademischen Ausbildung oder langjährigen eigenen Krisenerfahrung. „Der Betroffenenkontrollierte Ansatz beschreibt die Ressource Betroffenheit als ein Qualitätsmerkmal“ (Nicolai & Schnekenburger, 2006). Die Mitarbeitenden bewegen sich aufgrund der konzeptionellen Grundlagen (vgl. Wildwasser, 2004) zwischen einer Gleichwertigkeit mit den Nutzenden und „der Rolle als professionell Helfende“ (dies., ebenda).

Vor Interviewbeginn erfolgte nach der Begrüßung ein kurzer Einblick in den geplanten Ablauf, gefolgt von einem Blitzlicht.[32] Erst im Anschluss daran wurde mit der Aufzeichnung des Interviews begonnen. Der Leitfaden wurde entsprechend des Forschungsgegenstandes entwickelt und bezog sich neben einer offen gehaltenen Einstiegsfrage zu dem persönlichen Verarbeitungsprozess vier Themenbereiche, welche den gesamten Problembereich abdecken sollten. Er diente aufbauend auf dem theoretischen Vorwissen zur Orientierung über noch offene Fragerichtungen während des Interviews. Die meisten Bereiche des Themenkomplexes wurden jedoch von den Informanten selbst angesprochen.

32 In der Selbsthilfe ist das Blitzlicht ein wichtiges Instrument. Ich habe darauf zurückgegriffen, um zu ermöglichen, dass eventuelle Unsicherheiten in Bezug auf die Interviewsituation angesprochen werden, und festgestellt, dass dies eine sehr positive Auswirkung auf Gesprächsklima und -verlauf hatte.

Leitfaden: Verarbeitung von sexuellen Gewalterfahrungen

Begrüßung, kurze Darstellung des Ablaufs

Blitzlicht

Beginn der Aufzeichnung

Vorspann

Wie du ja weißt, sammle ich für meine Magisterarbeit Erfahrungen von Frauen, die als Kind sexuelle Gewalt erfahren haben. Ich verstehe sie als die besten Expertinnen ihrer eigenen Situation. Ihre Erfahrungen können anderen Betroffenen helfen, ihre eigene Situation besser zu verstehen.

Zum Schutz deiner Daten werde ich alle deine Angaben vertraulich behandeln und mich an die Vorschriften des Datenschutzes halten.

Mir kommt es bei diesem Interview auf deine ganz persönlichen Erfahrungen, Erkenntnisse und Ansichten an. Darum werde ich hier keinen Fragenkatalog vorlegen, sondern dich bitten, zu den verschiedenen Themen möglichst ausführlich zu erzählen, was du ganz persönlich erlebt und erfahren hast. Ich werde mir nebenher ein paar Notizen machen und erst gegen Ende noch ein paar spezielle Fragen stellen. Wenn du das Interview abbrechen oder unterbrechen möchtest, ist das natürlich jederzeit möglich.

Bist du mit diesem Vorgehen einverstanden?

Dann möchte ich jetzt gerne beginnen.

I. Einstiegsfrage:

Ich interessiere mich für deine Geschichte der Verarbeitung sexueller Gewalt, also dafür, wie du damals als Kind damit umgegangen bist und wie du heute damit lebst, alles, was sich bei dir auch durch die Auseinandersetzung mit diesem Erlebnis verändert hat. Erzähl doch einfach mal, was dir als Erstes dazu einfällt.

II. Einstiegsfrage Überlebensstrategien

Wie hast du es damals als Kind geschafft, weiterzuleben?

- Wie bist du mit dem Erlebnis als Kind und später als Jugendliche umgegangen?
- Was hast du damals als hilfreich empfunden?
- Hast du für dich Strategien gefunden, die dir damals geholfen haben?

III. Einstiegsfrage Bewältigungsstrategien

Wie war das, als du als Erwachsene damit angefangen hast, dich mit der Traumatisierung und den Folgen für dich und dein Leben auseinanderzusetzen?

- Was hat dir bei der Verarbeitung geholfen?
- Gibt es Strategien, die dir geholfen haben, besser damit zu leben?

IV. Einstiegsfrage externe Unterstützung

Was oder wer hat dir bei deiner Heilung geholfen?

- Wo hast du Unterstützung gefunden?
- Hast du die für dich nötige Unterstützung bekommen (Therapie, finanzielle Unterstützung, andere Hilfestellungen, von Experten oder dem sozialen Umfeld)?
- Was hat deinen Heilungsprozess erschwert oder behindert?
- Was hättest du dir für deinen Prozess an weiterer Unterstützung gewünscht?
- Was denkst du könnte ganz allgemein die Verarbeitung sexueller Gewalt erleichtern?
- Als es dir besser ging, wie war die Unterstützung auf dem Weg zurück ins Leben und wie war der berufliche Wiedereinstieg?

V. Einstiegsfrage Copingbezogene Fähigkeiten

Hast du durch die Auseinandersetzung mit dem Trauma bestimmte Fähigkeiten an dir entdeckt, von denen du denkst, dass sie mit dem Erlebten zusammenhängen?

- Hast du durch und während des Verarbeitungsprozesses etwas Neues gelernt, was dir auch heute im Alltag nützt?

- Du arbeitest bei Wildwasser Berlin. Denkst du nach deiner Erfahrung, dass es Fähigkeiten gibt, die typisch für Überlebende sexueller Gewalt sind?
- Wie bewerten die Frauen diese Fähigkeiten?

Nachfragen

Beendigung der Aufzeichnung

Abschlussblitzlicht

Zeit für Fragen vonseiten der Informantin

Abbildung 1: Modell des zur Datenerhebung verwendeten Leitfadens

Gegen Ende des Gesprächs wurde die Informantin noch gebeten, einen Kurzfragebogen auszufüllen, welcher persönliche Hintergrundinformationen zu dem Verarbeitungsprozess festhalten und hilfreich bei dem Vergleich mit Daten aus anderen Interviews sein sollte. Geplant war ursprünglich die Gegenüberstellung von drei Interviews, ausgewählt nach dem reichhaltigsten Ergebnis des Datenmaterials. Jedoch erwies sich das Material der einzelnen Interviews als so reichhaltig, dass dies im Rahmen einer Magisterarbeit nicht möglich schien. Daher wurde das Interview ausgewählt, welches die reichhaltigsten Daten versprach. Eine völlige theoretische Sättigung (Schambach-Hardtke, 2005, S. 23) ist jedoch noch nicht erreicht. Die Informationen aus dem Kurzfragebogen flossen ausschließlich in die Einzelfalldarstellung ein.

Kurzfragebogen Interview-Code: XX	
Geburtsdatum	
Wie lange im Verarbeitungsprozess	
Erfahrung mit externen Interventionen (Selbsthilfe, Therapeuten, soziales Umfeld, Kliniken, Medikamente ...)	
Wie lange Therapie, Selbsthilfe o. a.	
Ausbildung und derzeit ausgeübter Beruf	

Tabelle 1: Modell des zur Datenerhebung verwendeten Kurzfragebogens

Es folgte ein Abschlussblitzlicht und die Informantin bekam noch einmal die Gelegenheit, Fragen zu dem Interview und den Daten zu stellen. Eine Woche später wurde erneut Kontakt hergestellt, um eventuell aufgekommene Nachfragen oder Mitteilungswünsche zu berücksichtigen.

8.2.4 Die Datenaufbereitung

Die problemzentrierten Leitfadeninterviews wurden mit einem Mini-Disc-Rekorder aufgezeichnet, um eine Konzentration auf das Gespräch zu ermöglichen, und es wurde ein Postskriptum erstellt, um einen möglichst guten Überblick über den gesamten Gesprächskontext, über Einflüsse von meiner Seite aus, Störungen und nonverbale Elemente zu erhalten und die Rahmenbedingungen festzuhalten. Dazu zählen auch Aspekte wie das Gesprächsklima. Das Postskriptum sollte vor, während und nach der Befragung geschrieben werden. Mir fiel jedoch innerhalb kurzer Zeit auf, wie wichtig es für den Gesprächsfluss meiner Informantinnen war, dass sie Blickkontakt mit mir herstellen und deutlich meine Reaktionen erkennen konnten. Notizen während der Interviewsituation zu machen, wirkte sich daher störend auf die Datenerhebung aus, sodass ich dazu überging, die Untersuchungssituation im Nachhinein zu rekonstruieren, worunter die Verlässlichkeit der Daten sicherlich gelitten hat.

Rahmendaten	
Interview-Code	
Datum/Uhrzeit/Ort	
Dauer	
Einschätzung des Interviews	
Gesprächsklima	
Reaktion der Befragten	
Charakterisierung der Befragten	
Interviewerinnenleistung	
Selbstreflektion	

Tabelle 2: Modell des zur Datenerhebung verwendeten Postskriptums

8.2.5 Transkription

Das Interview wurde wörtlich transkribiert, wobei ich als Vorgehensweise die literarische Umschrift gewählt und den Text nicht in normales Schriftdeutsch übersetzt habe, da ich mir durch den Erhalt von Satzbau und Dialekt eine geringere Verfälschung und einen niedrigeren Datenverlust erhoffte. In die Transkription wurden Informationen übernommen, welche in einer rein wörtlichen Wiedergabe verloren gegangen wären. Großbuchstaben stehen für eine starke Betonung eines Wortes {SOGAR}, Punkte für Pausen {.../...}, und besondere Sprechweisen, Ironie oder Lachen wurden in Klammern vermerkt {(lachend)}. Unverständliche Worte wurden als solche in Klammern durch den vermuteten Wortlaut mit Fragezeichen gekennzeichnet {über... (übermäßig?)}. Die in dieser Arbeit zitierten Passagen des Interviews wurden im Nachhinein in normales Schriftdeutsch übertragen, d. h. grammatikalische Fehler, Dialekt, Wortwiederholungen und Füllwörter wurden bereinigt. Dies geschah, um die Stellen besser lesbar zu machen, und schien mir meiner Interviewpartnerin gegenüber respektvoll. Die Zeilenangaben entsprechen der originalen wörtlichen Transkription, welche separat auf einem Datenträger gespeichert wurde, sodass der unverfälschte Wortlaut dort nachgelesen werden kann.

8.3 Auswertung der Daten

Die Daten aus dem Interview wurden wie vorgesehen mit der qualitativen Inhaltsanalyse nach Mayring (2000) ausgewertet. Das Kategoriensystem wurde unter Berücksichtigung der Leitfadenrubriken, d. h. der im ersten Teil der Arbeit dargestellten theoretischen Hintergrundinformationen, konstruiert und während des Datendurchlaufs überarbeitet.

Kategoriensystem

zur Analyse des problemzentrierten Interviews mit Frau Arden

1. Coping

1.1 „aktiver", verändernder Umgang

Handlungen, die schützen sollen, Sicherheit herstellen und der Suche alternativer Erfahrungen dienen. Hierzu zählen auch Wiederholungen.

> „Zum Beispiel habe ich mich lieber selbst auf den Schoß meines Vaters gesetzt, als dass ich darauf gezogen wurde, also da war noch was Selbstbestimmtes [dabei] und irgendwie habe ich da besser mit umgehn können" (Frau Arden: Z. 58–60).

1.2 „passiver", ertragender Umgang

Handlungen wie Flucht werden als nicht mehr möglich erlebt und es werden Wege gesucht, die Gewalterfahrung irgendwie zu überstehen, zu überleben.

> „Und gegen die Verletzungen sozusagen, also emotional, da hab ich zunehmend dichtgemacht" (Frau Arden: Z. 161–162).

1.3 Verarbeitung

Gewalterfahrungen werden reflektiert, Gefühle zugelassen, Leid gespürt und das Erlebte integriert.

> „Und in dem Maße, wie ich gelernt habe, dass es Leute GIBT, also denen man BERECHTIGT vertrauen darf, konnte ich mir dann auch die Gefühle wieder aneignen, also mal hingucken, was ich damals so weggemacht habe" (Frau Arden: Z. 262–263).

2. Hilfesysteme

2.1 Das soziale Umfeld

2.1.1 Unterstützung durch das soziale Umfeld

Intervention, Prävention, Verständnis, Stärkung aus dem sozialen Umfeld

> „Ich erwähne das, weil DAS ist eine wesentliche Stütze in meinem Leben gewesen, nämlich meine Geschwister" (Frau Arden: Z. 24–25).

2.1.2 Behinderung durch das soziale Umfeld

Unterlassene Hilfeleistung, Unverständnis, Gewalt.

> "Ungefähr zehn Kilometer um mein Elternhaus herum wussten Leute, die wir gar nicht kannten, dass mit unserer Familie was nicht in Ordnung ist, also ist schon seinen Weg gegangen, aber niemand hat was gemacht" (Frau Arden: Z. 49–51).

2.2 Experten

2.2.1 Unterstützung durch Experten

Intervention, Prävention

> „Da hab ich dann ne Therapie angefangen und quasi DURCH die THERAPIE bin ich auf diese weggeschlossenen Gefühle halt gestoßen" (Frau Arden: Z. 245–246).

2.2.2 Behinderung durch Experten

Unterlassene Hilfeleistung, unzureichende Hilfsangebote, Finanzierung durch Betroffene nötig.

> „Dann hab ich zwischenfinanziert, also zwei Jahre war das bei meiner Krankenkasse, dass ich da in gleicher Sache dann noch mal kommen konnte, wenn Krise und Bedarf" (Frau Arden: Z. 418–419)

2.3 Bewertung der Hilfesysteme

2.3.1 Lücken im System und Veränderungswünsche

> „Ich finde, es braucht mehr Beratungsstellen, also die

> Erfahrung HIER ist, wir werden dem Bedarf an Beratung nicht gerecht" (Frau Arden: Z. 559–560)

2.3.2 Positive Veränderungen im System

> „Durch die Arbeit der letzten 25 oder sehr vielen Jahre zu dem Thema [sind] die Mädchen und Kinder insgesamt heute glaub ich in einer besseren Situation also wir damals" (Frau Arden: Z. 550–552).

3. Bildungsprozesse

3.1 Bildungsprozesse in Bezug auf die Selbstreferenz

Veränderungen in Selbstbild und Selbstwahrnehmung durch Reflexion und Lernen aus der Vergangenheit

> „Denke ich nicht, dass das für mich mal so wird, wie das für andere Leute, die behütet groß geworden sind, dass das für mich so wird. Ich denke, ich kann immer nur besser damit umgehen" (Frau Arden: Z. 405–407).

3.2 Bildungsprozesse in Bezug auf die Weltreferenz

Veränderungen in Fremd- und Weltbild durch Reflexion und Lernen aus der Vergangenheit.

> „Kleine Schwester danach ist ... ungeschoren ... in Anführungsstricheln, davongekommen, also nicht unmittelbar sexuell missbraucht worden aber, so eine Familie hat ja Strukturen, und von daher war sie Teil der Missbrauchsstruktur, ganz klar" (Frau Arden: Z. 102–104).

4. Copingbezogene Fähigkeiten

4.1 Intrapersonelle Fähigkeiten

Umgang mit sich selbst und Fähigkeiten, die einen selbstverantwortlichen Umgang fördern.

> „Wo du quasi sagen konntest, UND ICH WILL NICHT, dass sich das in Zukunft fortsetzt, ich will die Grenze sein, und das war für meine Selbstachtung absolut wichtig" (Frau Arden: Z. 469–470).

4.2 Interpersonelle Fähigkeiten

Fähigkeiten im Umgang mit anderen, auch bezogen auf Selbstverantwortung.

> „Als ich neun Jahre alt war, sind meine Schwester, die nach mir kommt, und ich noch mal zu unserer Mutter also und haben gesagt komm, lass uns den Mann verlassen, der ist Scheiße, wir schaffen das" (Frau Arden: Z. 126–128)

4.3 Spirituell-existenzielle Fähigkeiten

Spirituelle Ressourcen, Lebensinhalt, Umgang mit der Welt, Moral und Werte.

> „Wir haben WIRKLICH überlegt, WIE kann ein besseres Leben aussehen, also und wir haben Regeln aufgestellt, also zumindest meine jüngste Schwester da und ich, und mit den Zusammenhängen dann auch zunehmend ... also wie ein besseres Leben aussehen kann, und dass man das erreichen kann" (Frau Arden: Z. 197–200).

Abbildung 2: Darstellung des Kategoriensystems zur Analyse des Interviews mit Frau Arden einschließlich Ankerbeispielen

8.4 Rückkopplung

In dieser Untersuchung ist das Verständnis der subjektiven Wahrnehmung der Informantin das wichtigste Kriterium. Um Fehlinterpretationen zu vermeiden, wurden die – in Form der folgenden Einzelfalldarstellung ausgeführten – Ergebnisse der Analyse zunächst der Informantin, mit der Bitte um ein Feedback, vorgelegt (vgl. Mayring, 2000, S. 31).

9 Einzelfalldarstellung Frau Arden

Frau Arden[33] ist Sozialarbeiterin, Anfang fünfzig und lebt mit ihrem Mann in Berlin. Sie hat mehrere Ausbildungen absolviert und in den unterschiedlichsten Bereichen gearbeitet. Heute unterstützt sie als Mitarbeiterin von Wildwasser e. V. von sexueller Gewalt Betroffene bei deren Verarbeitungsprozess. Sie ist die älteste Tochter einer kinderreichen Familie und hat von ihrem vierten bis zu ihrem zwölften Lebensjahr sexuelle Gewalt durch ihren Vater erlitten, ebenso wie zwei ihrer Schwestern. Der Umgang der Eltern mit den Kindern war geprägt von verbaler und körperlicher Gewalt und anderen Formen der Grenzüberschreitung.

Frau Arden berichtet, dass die Geschwister sich untereinander jedoch eine große Stütze waren. Die Beziehung der Eltern beschreibt sie als eine Art Hassliebe, die Mutter als sehr egozentrisch und den Vater als cholerisch und häufig alkoholisiert. Sie hat für sich rekonstruieren können, dass sexuelle Gewalt eine längere Geschichte in ihrer Familie haben muss, da ein Onkel väterlicherseits ebenfalls ein Täter ist, und die Schwestern der Mutter ausschließlich Täter geheiratet haben. Zu Beginn der sexuellen Übergriffe hat eine Großmutter interveniert, was jedoch nur dazu geführt hat, dass der Vater verdeckter vorging. Die Mutter hat die direkte Bitte der Kinder um Hilfe abgelehnt und die körperliche Gewalt des Vaters unterstützt und gefördert.

Mit der Pubertät nahm die körperliche Gewalt weiter zu, der Vater zeigte Eifersucht gegenüber den Freunden von Frau Arden. Diese hat bewusst versucht, alternative Gemeinschafts- und Umgangsformen zu entwickeln und war politisch sehr aktiv. Als sie vierzig Jahre alt war, wurde sie erneut mit sexueller Gewalt in der Familie konfrontiert. Diese Wiederholung führte bei ihr zu einer tiefen Krise. Sie suchte professionelle Hilfe und begann mit einer Therapie.

Das Interview verlief in einer offenen, entspannten Atmosphäre.

33 Name wurde geändert.

9.1 Coping

9.1.1 „Aktiver", verändernder Umgang

Um sich zu schützen, hat Frau Arden Strategien entwickelt, die Sicherheit herstellen oder die unerträgliche Situation verändern sollten und der Suche nach alternativer Erfahrungen dienten. Hierzu zählen auch Wiederholungen.

In der Kindheit besteht Frau Ardens aktives Coping aus dem Versuch, sich zu schützen, d."h. Sich aus der „Gefahrenzone" zu begeben (Frau Arden, Z. 64–72, 76–85) und bei den Übergriffen ein Stück weit die Kontrolle zu behalten:

> „also zum Beispiel hab ich mich lieber SELBST auf den Schoss meines Vaters gesetzt als ... dass ich drauf gezogen wurde, also da war noch was Selbstbestimmtes, und irgendwie hab ich d ... da besser mit umgehen können" (Z. 58–60).

Sie sucht Unterstützung bei der Mutter (Z. 126–131), lehnt sich auf, leistet Widerstand, versucht Grenzen zu setzen (Z. 115–116, 148–149) und hofft auf ein besseres Leben außerhalb der familiären Gewaltstrukturen (Z. 155–157, 197–202). Später steigt sie innerlich aus dem Familiensystem aus (Z. 178–183).

Ihre Rebellion drückt sie zudem durch den Konsum von Nikotin und später Alkohol aus. Die einsetzende Menstruation wird als hilfreiche Waffe gegen die Übergriffe erlebt: *„da hatte ich genug an der Hand, also ihn immer abzuwehren"* (Z. 182–183). Mit 18 Jahren zieht Frau Arden aus, verlässt das gewalttätige Umfeld (185–188). Immer wieder sucht sie alternative Bezugsgruppen, Umgangsformen, Lebens- und Weltentwürfe außerhalb und innerhalb der Familie (Z. 74–93, 304–308). Dem Weltschmerz wird mit politischem Handeln (Z. 229–231) begegnet, und sie sammelt Kräfte, indem sie ihren Blick auf Schönes und Positives richtet (Z. 446–449, 458–472, 491–493). Von Kindheit an geht Frau Arden offen mit ihren Gewalterfahrungen um (Z. 41–43, 328–330) und konfrontiert bei ihrem Auszug auch den Täter (237–243).

Sie bemüht sich, dissoziierte Gefühle durch Beobachtung und Vergleiche zu kompensieren (Z. 250–259, 444–446, 494–504) und findet im technischen Bereich für sich ein Umfeld mit klaren Regeln, welches ihr Sicherheit gibt (Z. 428–433). Der Wunsch nach einer Veränderung ihrer Situation führt dazu, dass sie selbst in Krisenzeiten an ihrer Weiterbildung arbeitet (Z. 306–307, 338–347, 425–426). Ihre Beziehungsmuster in Bezug auf ihre Freundinnen stellen eine Wiederholung der Beziehung zu der Mutter dar, wobei sie es nie schafft, die erhoffte Zuneigung zu erfahren

(Z. 211–216). Als Schutz vor weiteren Verletzungen beginnt Frau Arden Beziehungen zu vermeiden (Z. 220–221) oder sich zu Beginn einer Beziehung extrem zu öffnen, ohne auf ihre Grenzen und die des Gegenübers zu achten (Z. 386–390).

9.1.2 „Passiver“, ertragender Umgang

Wenn Handlungen wie Flucht für sie nicht mehr möglich sind, sucht Frau Arden verschiedene Wege, um die Gewalterfahrung zu überstehen und zu überleben. Um sich als Kind vor den Übergriffen zu schützen, stellte sie sich tot (Frau Arden, Z. 172–174), dissoziiert Körper- und emotionale Wahrnehmungen: *„gegen die Verletzungen sozusagen, also emotional, da hab ich zunehmend dichtgemacht“* (Z. 158–163).

Als sie mit vierzig Jahren eine tiefe Krise hat, zieht sie sich ganz zurück und rührt sich innerlich nicht mehr (Z. 315–316).

9.1.3 Verarbeitung

Um die traumatischen Gewalterfahrungen zu verarbeiten, werden sie erinnert, reflektiert und integriert. Es eröffnen sich neue Handlungsspielräume; Bewältigungsstrategien, die als nicht mehr hilfreich wahrgenommen werden, können losgelassen werden und durch neue, stabilisierende ersetzt oder aber auch gezielt und bewusst genutzt werden. Im Prozess der Verarbeitung kommt es zur Reflexion, der Bewusstwerdung von Ausmaß und Folgen der Gewalterfahrungen (Frau Arden, Z. 225-227, 245-261, 261-269, 282-286, 293-300, 427-436) und den biographischen Zusammenhängen innerhalb der Familiengeschichte (Z. 103–113).

Frau Arden erkennt für sich, dass sie vom Täter auf ein Objekt reduziert und benutzt worden ist (Z. 451–458):

> „also dass es wirklich nicht um dich selbst geht [...], sondern dass du nur dienst, also Machtausübung, Befriedigung, also was auch immer im Spiel ist [...] für mich war das eine der schlimmsten Erfahrungen mit ... also wirklich einfach nur benutzt zu werden, also auf Dingebene [...] reduziert“ (Z. 453–485).

Als es zu einer Wiederholung von sexueller Gewalt innerhalb der Familie kommt, wird sie mit den traumatischen Erinnerungen konfrontiert (Z. 233–235), hat eine eineinhalb Jahre lange Krise, in welcher es zu sozialem Rückzug, Trauer und apathischen Zuständen kommt (Z. 313-317). Sie nimmt ihre Bedürftigkeit wahr (Z. 126–130) und sorgt dafür, dass sie die für sie nötige Unterstützung durch Experten (- auch außerhalb des Finanzierungsrahmens ihrer Krankenkasse -) erhält (Z. 332–335, 409–419).

Mithilfe eines Anwalts erwirkt sie ein Kontaktverbot für den Täter

> „ich hab mir damals [...] einen Anwalt genommen, hab meinem Vater jeglichen Kontakt verbieten lassen [...] ihn auch zahlen lassen für die Therapie [...] und dann hab ich das quasi so gemacht, ich hab quasi sieben Jahre ohne Unterbrechung Therapie somit finanziert" (Z. 409-413).

In der Therapie beginnt Frau Arden mit der weiteren Verarbeitung und erkennt und akzeptiert die Folgen der Gewalterfahrungen und der daraus für sie entstehenden Verantwortung sich selbst gegenüber (Z. 398-409). Sie lernt sich selbst (Z. 502-504) und anderen Menschen (Z. 261-263) zu vertrauen und beginnt zu akzeptieren, dass die Folgen der kindlichen Gewalterfahrungen sie ihr Leben lang begleiten werden und Einfluss auf ihren Selbstwert und ihre Stabilität haben (Z. 272-281, 398-409).

Frau Arden betont, dass sie nicht mehr erwarte, „heile" (Z. 398-399) zu werden, dass es sich vielmehr um einen Prozess handele (Z. 401-409) und sie die Möglichkeit habe, durch selbstverantwortliches Handeln Einfluss auf ihre weitere Entwicklung zu nehmen (Z. 282-286).

9.2 Hilfesysteme

9.2.1 Das soziale Umfeld

9.2.1.1 Unterstützung durch das soziale Umfeld

Unterstützung kann in Form von Intervention, Prävention, Verständnis oder Stärkung aus dem sozialen Umfeld geschehen. Frau Arden hat als Kind Unterstützung durch ihre Großmutter erfahren, die intervenierte, sie selbst darauf ansprach und die Mutter konfrontierte (Frau Arden, Z. 32-36). Sie erfährt Stärkung durch ihre Kindergartenclique (Z. 75-76), später durch ihre Geschwister, mit denen sie sich um einen alternativen Umgang miteinander bemüht (Z. 89-93). Ihre Geschwister seien *„eine wesentliche Stütze in meinem Leben gewesen"* (Z. 24-25). Eine wichtige Komplizin hat sie in einer ihrer Schwestern, mit der sie beschließt, dem negativen Vorbild der Eltern nicht zu folgen. Beide träumen von einem besseren Leben und entwerfen Regeln, um dies zu erreichen (Z. 197-202). Gegen die körperliche Gewalt erhält Frau Arden anonyme Hilfe, da eines Tages jemand die Peitsche verschwinden lässt (Z. 149-151).

Allgemein sieht sie sich in einer *„glücklichen Zeit geboren"* (Z. 192), in den 68ern findet sie Unterstützung in der Jugendzentrumsbewegung und später in Lehrlingsinitiativen (Z. 192-195, 458-465). Auch werden der Umgang und die Strukturen in den kollektiv-revolutionären Zusammenschlüssen als sehr hilfreich wahrgenommen. Während der schlimmsten Krisenzeit erhält sie Unterstützung durch ihren heutigen Ehemann (Z.

317-325) oder bei der Suche nach professioneller Hilfe durch ihre Mitbewohnerin (Z. 332-333). Insgesamt findet sie, dass sie als Erwachsene die für sie damals notwendige Unterstützung aus ihrem sozialen Umfeld erhalten hat (Z. 364-372).

9.2.1.2 Behinderung durch das soziale Umfeld

Frau Arden macht auch Erfahrungen mit unterlassener Hilfeleistung, Unverständnis und Gewalt.
Unterlassene Hilfeleistung und verbale Gewalt erlebte sie vermehrt durch ihre Mutter, die auch nach der Intervention durch die Großmutter ihre Tochter nicht schützt: *„zur Debatte stand, ob meine Mutter [...] meinen Vater vielleicht verlässt oder so, aber ... ist nicht ... geschehen [...] er hat [...] versprochen [...] irgendwas, keine Ahnung, und [...] es ist weiter gegangen"* (Frau Arden, Z. 37-39), auch auf direkte Appelle der Kinder geht sie nicht ein (Z. 126-131). Im Gegenteil: Die Mutter schützt eine ihrer Töchter, indem sie fördert, dass Frau Arden häufiger als dieser sexuelle Gewalt angetan wird (Z. 99-102).

Die Mutter ist Teil des körperlichen und verbalen Gewaltsystems (Z. 130-133, 136-138, 159-161), registriert Verfehlungen der Kinder gegen die starren Regeln innerhalb der Familie und denunzierte sie bei dem Vater, der die Kinder zu „Mittätern" an ihrer eigenen Bestrafung macht (Z. 138-146). Ihre älteste Tochter betitelt sie als schlecht, schuldig (Z. 130-133) und verantwortlich für das eigene, als zerstört wahrgenommene Leben. Sie verharrt selbst in der Opferrolle und stellt sich auf die Seite des Täters (Z. 51-52, 167-178). Außenstehende Erwachsene, die um die Not der Kinder wissen, greifen nicht ein: *„Ungefähr zehn Kilometer um mein Elternhaus herum wussten Leute, die wir gar nicht kannten, dass mit unserer Familie was nicht in Ordnung ist, also ist schon seinen Weg gegangen, aber niemand hat was gemacht"* (Z. 49-51). Als Kind geht Frau Arden offen mit den Gewalterfahrungen um und warnt ihre Freundinnen vor dem Vater. Deren Eltern intervenieren jedoch nicht, sondern verbieten ihren Kindern lediglich den Umgang mit ihr (Z. 41-48).

Obgleich sie später als Erwachsene viel Unterstützung aus ihrem sozialen Umfeld erhält, erlebt sie auch Unverständnis für die Schwere ihres Leidens, welches für ihre Freunde aus der eigenen Erfahrung heraus nicht nachvollziehbar ist (Z. 373-381).

9.2.2 Experten, professionelle Hilfesysteme und das Gesundheitswesen

9.2.2.1 Unterstützung durch Experten

Es kommt zu einer schweren Krise (Z. 313–316) mit Depressionen und sozialem Rückzug, als Frau Arden ihre vierjährige Nichte durch den Täter bedroht sieht (Frau Arden, Z. 233–235). Der Auslöser für diese Krise ist also die Wiederholung innerhalb der eigenen Familie. Frau Arden sucht sich selbst professionelle Hilfe. In der Therapie erlebt sie Stärkung (Z. 337) und es gelingt ihr, wieder Vertrauen zu sich und ihrer Umwelt aufzubauen und Zugang zu ihren abgespaltenen Gefühlen zu bekommen (Z. 261–263). Sie gewinnt auch Einblicke in die Folgen dieser Abspaltung und der entwickelten kompensatorischen Strategien:

> „Wenn einem selbst die Gefühle nicht zugänglich sind, [...] kann man sich ja auch gar nicht auf seine Gefühle verlassen [...] und das bedeutet also, um Sicherheit zu schaffen [...] hat mein Gehirn sich zu einem kleinen (lachend) HOCHLEISTUNGSCOMPUTER entwickelt [...] IMMER abgeglichen [...] bin ich richtig, ist das falsch, verhält man sich so [...] also abgecheckt ohne Ende [...] NIE aufgehört zu denken" (Z. 245–259).

9.2.2.2 Unzureichende Unterstützung durch professionelle Hilfesysteme und das Gesundheitswesen

Das Angebot der infrage kommenden Therapeuten war mangelhaft, Frau Arden versteht es als glückliche Fügung, dass sie eine Therapeutin fand, mit der sie effektiv und vertrauensvoll arbeiten konnte (Frau Arden, Z. 332–335). Ihr Therapiebedarf wurde nicht ausreichend durch die Krankenkasse gedeckt, sie war jedoch in der Lage, der von der Krankenkasse vorgegebenen Therapiepause von zwei Jahren durch Eigenfinanzierung zu entgehen (Z. 418–419): *„also für mich wäre das katastrophal gewesen, wenn ich die zwei Jahre dazwischen Pause gehabt hätte"* (Z. 582–583).

9.2.3 Bewertung der Hilfesysteme: positive Veränderungen, Lücken im System und Veränderungswünsche

Frau Arden betont, dass die Arbeit der letzten Jahrzehnte die heutige Situation betroffener Kinder wesentlich verbessert habe (Z. 550–552).

Jedoch sieht Frau Arden keine äquivalente Verbesserung der Situation der Frauen. Viele hätten in ihrer Kindheit keine Hilfe erfahren (Frau Arden, Z. 550–556), und die Situation in der Frauenberatung zeige, dass das Angebot dem Bedarf nicht gerecht werde. Sie wünscht sich einen Zuwachs an Beratungsstellen und Gruppenangeboten (Z. 559 –561), auch solchen, welche die Verarbeitung auf anderen Ebenen als der rein intellektuellen ermöglichen (Z. 571–575). Es *„müsste mehr solche Orte geben, auch [...] viel mehr Angebote die, auf anderen Ebenen als auf der verbalen sind, also viel mehr Workshops, Malgruppen, Kreativdinger [...], nicht jede Frau ist in der Lage alles intellektuell zu verarbeiten"* (Z. 571–573).

Daneben bedürfe es eines geringeren bürokratischen Aufwands (Z. 579) und eines angemesseneren Therapieangebots und -kontingents seitens der Krankenkassen (Z. 579–584). In Bezug auf eine berufliche Reintegration wünscht sie sich eine Veränderung in dem dichotomen Verständnis von Arbeitsfähigkeit, d. h. Arbeitsangebote, die an die ihrem Prozess entsprechenden Möglichkeiten der Frauen angepasst sind, ohne dass dies in *„existenzielle Ängste mündet, also wie's vielen doch jetzt geschieht, und sie [...] an so unnötigen Ecken einfach noch kämpfen müssen, also wie gegen die Bürokratie, die einen ja wahnsinnig machen kann"* (Z. 590–592). Außerdem sei die Weiterführung einer gesellschaftlichen Auseinandersetzung mit Gewalt und dem Schutz vor dieser nötig (Z. 556–559).

9.3 Bildungsprozesse

9.3.1 Veränderungen in der Selbstwahrnehmung

Frau Arden hat frühzeitig für sich beschlossen, das Gewaltsystem innerhalb ihrer Familie nicht weiter fortzusetzen, und versteht diese Entscheidung als essenziell für den Erhalt ihrer Selbstachtung.

Dass sie einem ihrer Vorsätze nicht treu bleiben konnte, hat sie jahrelang sehr belastet. Sie konnte dies innerhalb der Therapie aber erst so für sich einordnen (Frau Arden, Z. 469–478). Heute ist ihr der Zusammenhang von Verletzungen in der Kindheit und Dissoziation von Emotionen und Körperwahrnehmung bewusst. Beispielsweise hat sie als Kind ihre Gefühle dissoziiert (Z. 158–159, 164–165), um sich vor Verletzungen zu schützen.

Sie konnte mithilfe der Therapie ebenso erkennen, welche negativen Folgen dieses Verhalten hatte und welche Strategien sie entwickelt hatte, um diese wiederum zu kompensieren (Z. 245–252). Mit dem durch die Therapie wiedergewonnenen Vertrauen war es ihr möglich, sich mit den dissoziierten Gefühlen zu konfrontieren. Diesen Prozess beschreibt sie selbst als *„wunderbar [...] sehr interessant"* (Z. 266). Die bisherigen Strategien waren kräftezehrend gewesen, durch die Reintegration der Gefühle sind viele nun nicht mehr nötig (Z. 261–269). Die Wahrnehmung dissoziierter körperlicher Schmerzen dient ihr heute als Hinweis darauf, dass sie ihre Grenzen nicht geachtet hat und Pausen integrieren muss (Z. 160-163).

Frau Arden ist bewusst geworden, dass Versuche, ihre Situation zu ändern scheiterten, da diese nach außen gerichtet waren, ihre inneren Strukturen dabei jedoch die gleichen blieben. So kam es zu Wiederholungen alter Muster (Z. 207–213), z. B. wiederholte sich in der Wahl egozentrischer Freundinnen die Beziehung zur Mutter: Um die ersehnte Liebe zu erhalten, opferte sie sich auf und wurde in der Folge ausgenutzt (Z. 213–218). Dagegen wertet Frau Arden heute ihre Neigung, zu Beginn einer Beziehung grenzüberschreitend ihr Leben offen darzulegen, als einen Schutzmechanismus (Z. 381–390).

Die Erkenntnisse über ihre Bewältigungsstrategien und die Veränderung dieser in Bezug auf ihre Beziehungen erlebt sie als hilfreich. *„Jetzt weiß ich's, jetzt kann ich's anders machen. Da wusste ich's nicht“* (Z. 392). Sie sieht ihre Vermeidung von Beziehungen als Folge der neuen Verletzungen und weiß, dass sie diese Zusammenhänge erst heute verstehen kann (Z. 220–223). Mit vierzig Jahren erkannte sie, dass sie nicht in der Lage war, ihre Situation zu ändern, sondern immer wieder vor den gleichen Problemen stand: *„Dann hab ich eingesehen, dass ... bestimmte Sachen, (lachend) EGAL was ich verändert hab in meinem Leben, (ernst) ich trotzdem immer mitgeschleppt hab“* (Z. 225–227).

Im Rückblick erkennt sie, dass die politische Arbeit wichtig war, um ihrem Weltschmerz entgegenzuwirken (Z. 229–231). Diese Stütze bröckelte jedoch, und eine Wiederholung innerhalb ihrer Familie konfrontierte sie aufs Neue mit ihrer eigenen Geschichte (Z. 233–235). Die Erwartungen an eine Verbesserung ihrer Lebenssituation haben sich im Laufe der Therapie geändert. Sie nimmt positive Veränderungen wahr, sieht aber auch Grenzen für ihre Entwicklungsmöglichkeiten aufgrund ihrer Biographie (Z. 398–407). *„Ich denke, ich kann immer nur besser damit umgehen“* (Z. 407). Sie ist sich bewusst, dass ihre Selbstsicherheit aufgrund ihrer Kindheitserfahrungen dauerhaft in Mitleidenschaft gezogen worden ist (Z. 271–273), dass sie nie die Stabilität haben wird, die Kinder entwickeln können, die ohne Gewalterfahrungen aufwachsen (Z. 273-280).

Sie sieht, dass sie nur durch ein selbstverantwortliches Handeln, d. h. auch die Achtung ihrer Bedürfnisse, ihr Potential voll entwickeln kann (Z. 282–286):

> „[...] wenn man nicht bestätigt bekommen hat, also dass man OKAY ist vom Wesen her [...] und nicht weil man eine bestimmte Leistung bringt oder benutzbar ist [...], sondern einfach weil ich die bin, die ich bin, bin ich liebenswert und achtenswert, respek-

> tabel, alle das, wenn man das nicht gelernt hat, hat man eine große Unsicherheit in sich" (Z. 273-277).

Sie hat innerhalb der Therapie weitere Vermeidungsstrategien bei sich entdeckt und ist fasziniert von deren Vielfältigkeit (Z. 293-298). Heute sieht sie, dass sie früher Krisen hatte, die sie damals jedoch nicht als solche eingeordnet (Z. 302-303, 309-312) hatte.

Durch die Therapie hat sie in ihrer Bevorzugung von technischen Berufen eine Bewältigungsstrategie entdeckt, welche durch die Arbeit an den Folgen der Traumatisierung überflüssig wurde (Z. 427-433) und ihr so die Möglichkeit eröffnete, in ihrem heutigen Beruf zu arbeiten: *„Durch die Therapie hab ich dann den Absprung letztendlich auch geschafft von der Technik [...], und heute arbeite ich wie gesagt mit Menschen, was mir große Freude macht"* (Z. 433-435). Sie hat Fähigkeiten bei sich erkannt, welche im direkten Zusammenhang mit den individuellen Bewältigungsstrategien stehen (Z. 441-450). Einige, wie z. B. die beschriebene Fluchttendenz, erschweren das Leben (Z. 481-490), andere werden als wichtige Ressource wahrgenommen:

> „Eine Sache, die bei mir wichtig war, ich hab immer viel geguckt [...] um zu vergleichen, ist das normal, ist das bei anderen auch so [...] das hat mir großen Reichtum geschenkt [...] ich hab immer soviel, also IMMER, zu jeder Lebenszeit, so viele schöne Sachen gesehen" (Z. 444-448).

Frau Arden kann dies heute in gemäßigterer Form gezielt einsetzen (Z. 494-498) und wertschätzen: *„Ich bin ne aufmerksame Beobachterin und auch empfindlich für Stimmungen und Situationen"* (Z. 495-496). Die Erkenntnis, dass es bei der sexuellen Gewalt nicht um sie als Person ging, sondern sie zu einem Gebrauchsgegenstand für den Täter wurde (Z. 451-458), bezeichnet sie als eine der schlimmsten Erfahrungen. Immer wieder entdeckt sie Dinge an sich, die sie früher nicht relevant fand, heute aber gerne im Rahmen einer Therapie betrachten würde (Z. 537-540). Frau Arden betont, dass es zwischenzeitlich hilfreich war, die Verantwortung für sich abgeben zu können (Z. 566-567), denkt jedoch, dass der betroffenenkontrollierte Ansatz von Wildwasser Berlin, der jederzeit selbstverantwortliches Handeln fordere, den *„Frauen ihre Würde, ihren Prozess, ihre eigene Sprache"* (Z. 562-563) lasse.

9.3.2 Veränderungen in Fremdwahrnehmung und Weltbild

Die Bildungsprozesse „Veränderungen in Fremd- und Weltbild durch Reflexion" und „Lernen aus der Vergangenheit" zeigen sich bei Frau Arden in Bezug auf ihre Familie, nicht intervenierende Erwachsene aus dem sozialen Umfeld, frühere Freundinnen, Menschen ohne Gewalterfahrungen, andere Betroffene sexueller Gewalt und alternative Lebensentwürfe. Im Verhalten ihres Vaters werden eine frühe Sexualisierung der Kinder sowie vielfältige Grenzüberschreitungen erkannt (Frau Arden, Z. 27–31), im Verhalten der Mutter (Z. 158–161) eine Förderung der Dissoziation von körperlichen Schmerzen bei den Kindern: *„Vielleicht hat sie das auch nicht absichtlich gemacht, aber so eine Seite hat das gegeben, wo man ... so abgehärtet wurde"* (Z. 163–164).

Das Verhältnis ihrer Eltern kann sie für sich als eine Form von Hassliebe definieren (Z. 168–169). Ihre Schwester, welche keine direkte sexuelle Gewalt erfahren hat, versteht sie als Betroffene von der familiären Gewaltstruktur und als direkt von sexueller Gewalt Bedrohte (Z. 102–105). Sie konnte rekonstruieren, dass sexuelle Gewalt sowohl in der Familie ihres Vaters als auch in der ihrer Mutter eine Geschichte haben muss, welche auch von den Geschwistern ihrer Eltern weitergetragen wurde (Z. 103–113). Den Zusammenhang zwischen ihrer offenen Kommunikation der Übergriffe als Kind gegenüber ihren Freundinnen und dem folgenden Kontaktverbot durch deren Eltern (Z. 41–48) begreift sie heute und kann dies als unterlassene Hilfeleistung werten, ebenso wie das Nichteingreifen Informierter aus der Nachbarschaft (Z. 48–51). Auch die Wahrnehmung ihrer früheren Freundinnen hat sich mit der Verarbeitung verändert. Sie sieht, dass diese keine Grenzsetzungen von ihr gewohnt waren (Z. 218–220) und ebenso egozentrisch wie ihre Mutter waren: *„Ich hab auch damals nicht gesehen, dass diese Freundinnen egozentrisch sind, diese Parallelen schildere ich [...] von heute aus"* (Z. 221–223).

Im Zuge ihrer Therapie hat Frau Arden gelernt, dass es Menschen gibt, denen sie vertrauen darf:

> „in dem Maße, wie ich gelernt habe, also dass es Leute GIBT, also denen man BERECHTIGT vertrauen darf, konnte ich mir dann auch die Gefühle wieder aneignen" (Z. 261–262).

Auch versteht sie, dass Menschen, die in einer liebevollen Umgebung aufgewachsen sind, eine andere Stabilität und ein anderes Selbstvertrauen haben als sie (Z. 273–282). Frau Arden ist überzeugt, dass jede Betroffene eines Tages die Erkenntnis treffen wird, dass sie bei dem Akt der sexuellen Gewalt auf ein Objekt reduziert worden ist (Z. 451–458).

Bildungsprozesse in Bezug auf das Weltbild zeigen sich schon in früher Kindheit, als mit der Schwester ein alternatives Weltbild entworfen wurde, gegensätzlich zu den Erfahrungen aus dem Elternhaus, und überlegt wurde, wie dies umsetzbar sei:

> „Wir haben WIRKLICH überlegt, WIE kann ein besseres Leben aussehen, also und wir haben Regeln aufgestellt, wie 'n besseres

Leben aussehen kann, und dass man das erreichen kann, UND wir haben uns definitiv entschieden, dass wir nicht zu Arschlöchern werden, dass WIR nicht zu SOLCHEN Arschlöchern werden wollen, bei aller Hilflosigkeit" (Z. 197–202).

Sie sieht, dass das Leben an sich Selbstverantwortung von den Menschen fordert (Z. 563–564), aber auch die Notwendigkeit des Schutzes vor und der Auseinandersetzung mit Gewalt auf allen gesellschaftlichen Ebenen (Z. 556–559).

9.4 Copingbezogene Fähigkeiten

9.4.1 Intrapersonelle Fähigkeiten

Frau Arden verfügt über Fähigkeiten, die einen selbstverantwortlichen Umgang fördern. Trotz der permanenten Abwertungen seitens der Mutter war sie als Kind in der Lage, zu erkennen, dass ihr Vater der Schuldige war und nicht sie selbst (Frau Arden, Z. 41–43, 126–128). Dies lässt auf ein ausgeprägtes Moralverständnis und ein starkes Selbstbewusstsein schließen, trotz des eingeschränkten Selbstwertgefühls (Z. 403–407). In der Jugend zeigt sich ein starkes Bedürfnis nach Wahrung der Selbstachtung: *„Wo du quasi sagen konntest: UND ICH WILL NICHT, dass sich das in Zukunft fortsetzt, ich will die Grenze sein, und das war für meine Selbstachtung absolut wichtig"* (Z. 469–470).

Trotz der erlebten Hilflosigkeit gegenüber den Übergriffen hat Frau Arden um den Erhalt ihrer Selbstbestimmung gekämpft (Z. 58–60). Dieser Wunsch nach einem selbstbestimmten Leben zeigt sich auch in der Planung alternativer Lebensentwürfe als Kind und Jugendliche und einer Entscheidung gegen ein gewalttätiges Miteinander (Z. 197–202). Ebenso ihr innerer (Z. 178–179) und später auch ihr äußerer vorzeitiger Ausstieg (Z. 203–206) aus der Familienstruktur lässt sich als solcher werten. Frau Arden verfügt über die Fähigkeit der Selbstreflexion, sie hat gelernt, ihre Handlungsweisen und ihre Beziehungsmuster kritisch zu reflektieren und Zusammenhänge mit ihrer Biographie herzustellen (Z. 230–231, 249–252, 293–294, 386–392). Dadurch sind ihr auch ihre Grenzen und Möglichkeiten bewusster geworden (Z. 398–409, 444–449).

Weitere Kompetenzen finden sich in ihrer Fähigkeit zur Solidarisierung und somit zum Aufbau eines Unterstützernetzwerkes (Z. 193–195, 364–371, 458–465), ihrer Beobachtungsgabe, welche eine wichtige kraftspendende Ressource darstellt (Z. 444–449), sowie der Cleverness bzw. kreativen Problemlösung: *„man muss SCHLAU werden, also wenn du Fluchtwege ersinnst, dann musst du dir was einfallen lassen"* (Z. 449–450). Ihre Bemühungen um den Erhalt von Selbstbestimmung und Selbstwert stehen im Zusammenhang mit dem Streben nach Selbstschutz, d. h., dass eine ausgeprägte Selbstbestimmung und ein starkes Selbstwertgefühl zu einem besseren Selbstschutz befähigen. Dazu zählen auch Grenzsetzungen (Z. 217–219, 409–411), Flucht und Suche nach Schutz außerhalb und innerhalb der Familie (Z. 76–90).

Ihre Fähigkeit der Selbstwahrnehmung zeigt sich darin, dass sie gelernt hat, auf ihre Körpersignale zu achten, diese als Hinweise für sich zu verstehen und ihre Bedürfnisse zu erkennen (Z. 161–163, 347–350, 502–504). Die Fähigkeit der Selbstbeobachtung und -reflexion ermöglicht ein entsprechendes Stress- und Krisenmanagement sowie selbstverantwortliches und verantwortungsvolles Handeln (Z. 161–163, 197–202, 282–286, 347–350, 409–419, 469–407, 563–567).

Bedeutsam ist auch, dass Frau Arden in der Lage ist, die Auswirkungen der sexuellen Gewalterfahrungen zu erkennen, zu akzeptieren und in ihren Handlungen zu berücksichtigen (Z. 225–227, 279–286, 400–407). Ihre intrapersonelle Kompetenz zeigt sich auch im Bereich des Selbstvertrauens. Sie hat gelernt, sich auf ihre Gefühle zu verlassen und diese ernst zu nehmen (Z. 271–272, 502–504). Gleichzeitig sind die eigenen Defizite in diesem Bereich (Z. 272–277, 283–286) bekannt: *„Wenn man das nicht gelernt hat, hat man eine große Unsicherheit in sich"* (Z. 277). Die eigene Beobachtungsfähigkeit und die Fähigkeit der Wahrnehmung von Stimmungen anderer werden geschätzt und gezielt für sich genutzt (Z. 495–498), wobei die Beobachtungsgabe zusätzlich als Kraftquelle dient (Z. 446–449).

Frau Arden kann sich selbst in krisenhaften Situationen motivieren, dies wurzelt in ihrem Vertrauen auf und ihrem Streben nach einer besseren Welt und ihrer Fähigkeit, sich eine solche auszumalen (Z. 197–202). Sie war in jeder Situation motiviert, sich weiter zu entwickeln (Z. 338–339, 341–342).

9.4.2 Interpersonelle Fähigkeiten

Neben intrapersonellen Fähigkeiten verfügt Frau Arden über Kompetenzen, die hilfreich für den Umgang mit anderen Menschen sind. In der Kindheit zeigt sich die Fähigkeit sich mitzuteilen, sich zu öffnen, auch belastende Dinge anzusprechen (Frau Arden, Z. 41–43, 135–136, 237–238, 329–330):

> „Als ich neun Jahre alt war, sind meine Schwester, die nach mir kommt, und ich noch einmal zu unserer Mutter und haben gesagt, komm, lass uns den Mann verlassen, der ist Scheiße, wir schaffen das" (Z. 126–128).

Sie konnte für sich einstehen, den Täter mit seinen Taten konfrontieren (Z. 237-238), sich später vor weiterem Kontakt mit ihm schützen und ihn ihre Therapie mitfinanzieren lassen (Z. 410-412).

Weitere interpersonelle Kompetenzen zeigen sich in der Fähigkeit, sich zu solidarisieren (Z. 92-93, 193-195, 197-202, 458-465) und Verantwortung für andere zu übernehmen (Z. 41-43), und in dem Anspruch an den Umgang mit anderen: *„Das war auch wichtig für meinen Weg, also Menschen, die ich liebe, ich werde die nie verlassen und nie benutzen"* (Z. 471-472).

Sie kann sich in andere einfühlen und deren Beweggründe nachvollziehen (Z. 218-219, 373-375) und ist empfänglich für Stimmungen und Situationen (Z. 496). Ihre ursprünglich aus der Not entwickelte Beobachtungsgabe (Z. 251-256, 494-495) setzt sie inzwischen gezielt ein (Z. 444-445). Sie ist in der Lage, Menschen trotz ihrer negativen Erfahrungen zu vertrauen (Z. 261-262), und hat gelernt, auf die eigenen Grenzen und die anderer Menschen zu achten (Z. 386-392). Ebenfalls muss man es als einen großen Schritt werten, dass sie heute den Umgang mit Menschen nicht mehr vermeidet, sondern Freude an der Arbeit mit ihnen (Z. 434-436) empfindet.

9.4.3 Spirituell-existenzielle Fähigkeiten

Ihr Lebensmut und Lebenswille ist eng mit dem Glauben an ein besseres Leben verbunden, welcher sich durch ihre gesamte Biographie zieht (Frau Arden, Z. 128-130, 197-202, 229-231): *„Ich SCHAFFE es, 21 war das damals, zu werden und hier rauszukommen und DANN fängt mein Leben an, das war mein Plan"* (Z. 156-157). Dieser hilft ihr weiter zu kämpfen und sich zu solidarisieren:

> „68 hat auch bei uns im Kaff also die Jugendzentrumsbewegung und so weiter hervorgebracht und es gab ja VIELE [...] die auf der Suche nach einem anderen Leben waren [...] die nicht unbedingt so 'ne Beweggründe hatten also wie Missbrauch, andere, andere aber, mit denen man sich finden konnte ne, und die diese Aktivität also ne andere Welt zu schaffen oder so, also das hat ganz viel Kraft gegeben, also nicht dabei stehenzubleiben" (Z. 458-465).

10 Diskussion

Die Analyse des Interviews mit Frau Arden führt zu der Entwicklung zweier Hypothesen, die im folgenden Kapitel genauer dargestellt und überprüft werden:

Hypothese 1: Copingbezogene Fähigkeiten als Ressourcen und Kompetenzen[34]

Die Ausbildung von Copingstrategien fördert die Entwicklung spezifischer Fähigkeiten. Innerhalb des Verarbeitungsprozesses können diese reflektiert und als Ressourcen verstanden werden. Dies ermöglicht einen kontrollierbareren und zielgerichteten Einsatz dieser Fähigkeiten, welche somit als Kompetenzen verstanden werden können.

Hypothese 2: Verarbeitung und posttraumatisches Wachstum als Bildungsprozess

Innerhalb des Verarbeitungsprozesses verändert sich die Selbst- und Fremdwahrnehmung. Hier kann von einem posttraumatischen Wachstum gesprochen werden. Diese Veränderungen innerhalb des Verarbeitungsprozesses stellen Bildungsprozesse dar.

---

34 Die Verwendung des Begriffs der sozialen Kompetenz ist nicht unproblematisch, da er ein Konstrukt darstellt, welches bisher weder einheitlich definiert noch empirisch und theoretisch ausreichend begründet worden ist (vgl. Schuler & Barthelme, 1995, S. 115). Ich verstehe hier unter sozialen Kompetenzen Fähigkeiten, die ein sozial kompetentes Verhalten ermöglichen. Dabei orientiere ich mich an Gardners (1991) Theorie einer personalen Intelligenz als Teil multipler Intelligenzen (vgl. ders., S. 218 ff.). Im interpersonellen Bereich verstehe ich Kompetenzen als Fähigkeiten im Umgang mit anderen. Dazu zählen kommunikative Fähigkeiten, Kooperationsfähigkeit, Konfliktfähigkeit, Empathie, Durchsetzungsvermögen, interpersonale Sensibilität in Form einer kognitiven Einschätzung anderer Personen u. a. Im intrapersonellen Bereich verstehe ich Kompetenzen als Fähigkeiten im Umgang mit sich selbst, die ein selbstverantwortliches Handeln unterstützen. Hierunter fallen Selbstwahrnehmung und -reflexion. Spirituell-existentielle Kompetenzen beinhalten spirituelle und allgemeine Ressourcen wie Hoffnung und Lebensinhalte (siehe Schraub et al., 2000).

10.1 Copingbezogene Fähigkeiten als Ressourcen und Kompetenzen

10.1.1 Copingbezogene Fähigkeiten als Ressourcen

Die Analyse des Interviews zeigt, dass Frau Arden über Fähigkeiten verfügt, welche im Zusammenhang mit ihren Copingstrategien stehen. Diese Fähigkeiten sind: ihre ausgeprägte Beobachtungsgabe, die Dissoziation von Emotionen, ihre Fähigkeit, Stimmungen wahrzunehmen, ihre Flexibilität, die Fähigkeit, für sich zu sorgen, welche sich in ihrer aktiven Suche nach Unterstützung äußert, ihre Fähigkeit, sich mitzuteilen und zu öffnen, das Streben nach dem Erhalt der Selbstachtung, ihr Optimismus, ihr Durchhaltevermögen und ihre Widerstandsfähigkeit, ihr aufopferndes Verhalten innerhalb ihrer Beziehungen sowie ihr Selbstvertrauen.

Neben diesen Fähigkeiten, die im direkten Zusammenhang mit Frau Ardens Copingstrategien stehen, lässt die Analyse des Interviews auf Fähigkeiten schließen, die erst im Zuge des Verarbeitungsprozesses mit therapeutischer Unterstützung entwickelt, erinnert oder vertieft wurden (vgl. Olbricht, 2004, S. 174). Im Weiteren werde ich Frau Ardens Fähigkeiten genauer erläutern und darstellen, inwiefern diese als Ressourcen zu sehen sind.

Um aus der Abspaltung der Emotionen resultierende Unsicherheiten zu kompensieren, hat Frau Arden ihre **Beobachtungsgabe** genutzt. Die Nutzung dieser Fähigkeit war dysfunktional, d. h. unkontrolliert, welches sich darin äußerte, dass der Einsatz sehr kräftezehrend war (Arden, Z. 249–259); sie neigte dazu, *„in Leute reinzukriechen"* (Z. 494). Auf ihre ausgeprägte **Beobachtungsgabe** hat Frau Arden also zurückgegriffen, um Unsicherheiten aufgrund ihrer dissoziierten Gefühle (Z. 249–257) zu kompensieren: *„Eine Sache, die bei mir wichtig war, ich hab immer viel geguckt, viel geguckt also um zu vergleichen, ist das normal, ist das bei anderen auch so, also wo gehört hier was hin"* (Z. 444–446).

Die **Dissoziation von Emotionen** ist eine Konsequenz der Gewalterfahrungen (Z. 165) und stellt gleichzeitig eine Überlebensstrategie dar, bei welcher auf eine *„dysfunktionale" Ressource* (vgl. Olbricht, 2004, S. 174) zurückgegriffen wird. Hier zeigen sich Folgen der Gewalterfahrungen in ihrer Funktion als Copingstrategien. Als Copingstrategien sind sie wiederum als Fähigkeiten zu verstehen, die Ressourcen darstellen (vgl. dies., S. 107). Frau Arden sieht in ihrer Beobachtungsgabe aber auch eine wichtige, kraftspendende Ressource. Sie stellt für sie also eine positive Eigenschaft dar. Inzwischen kann sie als Resultat ihres Verarbeitungsprozesses mit therapeutischer Unterstützung ihre Beobachtungsgabe ebenso wie ihre Fähigkeit, Stimmungen wahrzunehmen, gezielt nutzen und sich auf ihre Gefühle verlassen. Auch hier wurde im Zuge des Verarbeitungsprozesses aus einer *„dysfunktionalen"* eine rein *„existenzielle" Ressource*. Frau Arden ist sich dieser Fähigkeiten und Ressourcen auch in Bezug auf deren Bedeutung für ihren Copingprozess bewusst.

Sehr ausgeprägt ist neben Frau Ardens Beobachtungsgabe auch ihre **Wahrnehmung von Stimmungen**, welche sie entwickelt hat, um ein Gefühl von Sicherheit herzustellen. Diese Fähigkeiten stellen neben Rückzugstendenzen und Problemen mit der Wahrnehmung und Wahrung von Grenzen eine interpersonale Störung dar, welche sich innerhalb des Sozialverhaltens äußert, jedoch auch eine Überlebensstrategie ist.[35]

Innerhalb der Copingstrategien zeigt sich, dass Frau Arden über eine enorme **Flexibilität** verfügt, welche sich in ständigen äußerlichen Veränderungen, wie z. B. ihren diversen beruflichen Ausbildungen und Tätigkeiten, zeigt. Dahinter steckte auch der Wunsch nach Veränderung: *„Ich hab immer auch was gemacht, also egal wie groß die Krise war, einfach so, für meine Weiterentwicklung"* (Z. 338- 341). Dieses Bedürfnis stellt eine *allgemeine Ressource* (vgl. Olbricht, 2004, S. 174) dar. Diese **Flexibilität**, welche in den diversen äußerlich vorgenommenen Veränderungen zum Ausdruck kommt, ermöglichte Frau Arden auch, sich innerhalb des Verarbeitungsprozesses beruflich völlig neu zu orientieren, weg vom technischen Bereich hin zu ihrem heutigen Beruf in der Frauenberatung. Ihre vorausgehende Neigung zu technischen Berufen versteht Frau Arden heute als Copingstrategie.

In Frau Ardens Suche nach Unterstützung durch die Mutter, ihrer Beteiligung an der Jugendzentrumsbewegung, ihren politischen Aktivitäten, ihrem Umgang mit ihren Geschwistern und dem Anschluss an die „Außenseiter" offenbart sich ein starkes Solidarisierungsbestreben. Die **aktive Suche nach Unterstützung** ist Bestandteil der Fähigkeit, für sich zu sorgen, und ist ebenfalls eine *allgemeine Ressource,* steht jedoch eng im Zusammenhang mit Frau Ardens Lebensgeschichte; und somit kann davon ausgegangen werden, dass die Fähigkeit zur Solidarisierung und zur Selbstfürsorge auch eine *„existenzielle" Ressource* (vgl. Olbricht, 2004, S. 174) darstellt.

Frau Arden ist in der Lage, sich **mitzuteilen und zu öffnen**, auch dies ist eine *allgemeine Ressource,* wenn vorübergehend auch übersteuert eingesetzt und somit zunächst auch eine Form von *„dysfunktionaler" Ressource*

35 Siehe Kap. 4.2.5.

(vgl. Olbricht, 2004, S. 174). Als *allgemeine Ressourcen* sind auch das **Streben nach dem Erhalt der Selbstachtung** und Selbstbestimmung zu werten, ebenso wie ihr **Optimismus** und ihre Hoffnung auf eine bessere Welt. Letztere führten dazu, dass Frau Arden nicht aufgab, sondern sich aktiv um eine Verbesserung ihrer Situation bemühte. Hier zeigt sich die Fähigkeit, Verantwortung für sich selbst zu übernehmen. Eine weitere Ressource stellt ihr **Durchhaltevermögen** dar, welches sich nicht nur darin zeigt, dass Frau Arden die diversen verbalen, körperlichen und sexuellen Gewalterfahrungen ausgehalten hat, ohne zu resignieren. Von der Kindheit bis ins Erwachsenenalter wird der enorme Leidensdruck zunächst ertragen und führt gleichzeitig zu den unterschiedlichsten Veränderungsversuchen. Die Kapitulation erfolgt spät und führt gleichzeitig zu einer Suche nach professioneller Unterstützung, zu einer rechtlichen Auseinandersetzung mit dem Vater und einer Konfrontation mit der eigenen Biographie (Z. 410–419).

Das **aufopfernde Verhalten innerhalb ihrer Beziehungen** (Z. 215–216), welches Frau Arden als Wiederholungstendenz der Beziehung (Z. 213–215) zu ihrer Mutter interpretiert (vgl. Olbricht, 2004, S. 122), stellt eine Copingstrategie dar, welche als eine *dysfunktionale Ressource* (vgl. dies., S. 174) gesehen werden kann. Durch den Verarbeitungsprozess hat sich dieses Beziehungsmuster positiv verändert, und es ist es ihr gelungen, ein neues adäquates Vertrauen zu ihren Mitmenschen herzustellen.

Folgt man Olbricht, so lässt sich die bei Frau Arden beobachtbare Entwicklung der beschriebenen Fähigkeiten teilweise mit den Folgen der Gewalterfahrungen auf die seelische und soziale Entwicklung erklären. Diese Ereignisse führen laut Olbricht dazu, dass das betroffene Kind zwangsweise außergewöhnliche Fähigkeiten kreiere, „um das Überleben zu sichern, die sowohl kreativ wie auch konstruktiv in einem absurden Sinne sind, weil sie üblicherweise als destruktiv angesehen werden" (Olbricht, 2004, S. 72).

Innerhalb des Verarbeitungsprozesses gelang es Frau Arden, ihre emotionale Wahrnehmung zurückzuerlangen sowie eine Achtsamkeit und Wertschätzung dieser zu entwickeln. Frau Arden versteht heute auch die Folgen, welche die Dissoziation der Gefühle für sie hatte. Als Kind hat Frau Arden ihre Fähigkeit zur **Dissoziation** genutzt, um sich vor emotionalen und körperlichen Schmerzen zu schützen. Die Dissoziation von Körperwahrnehmungen kann im Sinne Olbrichts als *„dysfunktionale" Ressource* und *Körperressource* (vgl. Olbricht, 2004, S. 174 f.) verstanden werden.

Heute nutzt Frau Arden die Wahrnehmung dissoziierter körperlicher Gefühle als Hinweis auf ihre eigenen Grenzen. Das Bewusstsein um die

Ursachen der Dissoziation ermöglicht es ihr, dieses Symptom als Signal einzuordnen. Dies fördert einen verantwortungsvollen Umgang mit sich selbst. Die ursprünglich *„dysfunktionale"* *Ressource* Dissoziation kann folglich nicht mehr als dysfunktional verstanden werden. Sie stellt sich vielmehr als eine Form von *„existenzieller"* *Ressource* (vgl. dies., ebenda) dar. Frau Ardens Fähigkeit, die eigenen Bedürfnisse und Grenzen, auch mithilfe der Körperwahrnehmung, zu erfassen, hat sich demnach durch den Verarbeitungsprozess verändert. Die eigenen Ressourcen werden erkannt, geschätzt und bewusst eingesetzt. Dies ermöglicht ein gutes Stress- und Krisenmanagement und stärkt das Selbstvertrauen.

Ihre **Mitteilungsgabe und das Vermögen, sich anderen gegenüber zu öffnen,** welche sich bereits in der Kindheit zeigte und später eingesetzt wurde, um sich in zwischenmenschlichen Beziehungen zu schützen, kann durch den Verarbeitungsprozess regulierter eingesetzt werden, wiederum ein Wechsel von *„dysfunktionaler"* *Ressource* hin zu einer *„existenziellen"*. Früher habe sie sich in diesem Bereich *„grenzwertig bis übergriffig"* verhalten. Heute ist Frau Arden nicht mehr auf diese Form des Schutzes angewiesen.

Das **Verständnis für die eigenen Stärken** hat sich im Zuge des Verarbeitungsprozesses geändert. Frau Arden weiß heute, dass sie aufgrund ihrer Gewalterfahrungen für die für sie notwendigen Rahmenbedingungen sorgen muss, um ihr Potential entwickeln zu können. Auch hier zeigt sich die Fähigkeit zu einem selbstverantwortlichen Umgang.

In Tedeschis und Calhouns (1995) Darstellung eines Zusammenhangs von *erfolgreichem Coping* (vgl. dies., S. 90) und speziellen Fähigkeiten werden solche Fähigkeiten genannt, die auf kreatives Potential schließen lassen: Selbstvertrauen, Widerstandsfähigkeit, Optimismus und ein Gefühl der Kontrollfähigkeit werden als Fähigkeiten kreativer Menschen verstanden (vgl. dies., S. 55). Gewaltsituationen, die unkontrollierbar sind, können nach Tedeschi und Calhoun besonders gut von Menschen verarbeitet werden, die über eine solche kreative Fähigkeit verfügen, in Verbindung mit Flexibilität und der Fähigkeit, beurteilen zu können, ob eine Handlung erfolgversprechend ist oder eine Verschwendung der eigenen Kräfte bedeutet (vgl. dies., S. 55) und daher Gelassenheit sinnvoller ist.

Folgt man Tedeschi und Calhoun, so lässt die Analyse des Interviews mit Frau Arden auf kreative Potentiale schließen. Frau Ardens **Selbstvertrauen,** auch in Bezug auf eine Beeinflussbarkeit ihrer Situation, zeigt sich in ihrem festen Glauben daran, dass eine andere Welt für sie möglich ist, und darin, dass sie davon überzeugt war, Teil der Entwicklung dieser Welt sein zu können. Hier wird das eigene Verhalten und Engagement in einer Funktion der Kontroll- bzw. Einflussmöglichkeit gesehen:

> „Mit meiner jüngsten Schwester, wir haben WIRKLICH überlegt, WIE kann ein besseres Leben aussehen, und wir haben Regeln aufgestellt [...] wie ein besseres Leben aussehen kann, und dass man das erreichen kann (lachend), und wir haben geträumt, wie das dann aussieht und so, UND wir haben uns definitiv entschieden (ernst), dass wir nicht zu Arschlöchern werden, dass WIR nicht zu SOLCHEN Arschlöchern werden wollen, bei aller Hilflosigkeit" (Z. 197–202).

In ihrer Kindheit zeigt sich Frau Ardens **Widerstandsfähigkeit** darin, dass sie als Reaktion auf die Gewalt im Elternhaus renitent wird und sich verbarrikadiert. Frau Arden bemüht sich weiterhin, eine Form von Kontrolle herzustellen, um ihren Selbstbestimmungswert zu erhalten. Auch wehrt sie die Übergriffe mit den ihr zur Verfügung stehenden Mitteln ab und steigt schließlich aus dem Familiensystem innerlich und äußerlich aus.

Im Satz: *„UND ICH WILL NICHT, dass sich das in Zukunft fortsetzt, ich will die Grenze sein"* (Z. 469–470) zeigt sich Frau Ardens **Optimismus**, welcher trotz ihrer als Kind bestehenden Abhängigkeit vom Täter Bestand hat. All dies eröffnet ihr weitere Handlungsspielräume. Es führt dazu, dass Frau Arden die Mutter bittet, den Vater zu verlassen, dass sie sich alternative Bezugsgruppen sucht, sich solidarisiert und frühzeitig die Familie verlässt.

Die Überzeugung, Ereignisse kontrollieren zu können, ermöglicht es Frau Arden, Widerstand zu leisten, welcher sich auch in ihren Fluchtbewegungen widerspiegelt. Auch ihre Tendenz, sich selbst auf den Schoß des Vaters zu setzten, um zu vermeiden, heraufgezogen zu werden, ermöglicht es Frau Arden, das Gefühl einer Kontrolle der Situation herzustellen. Gleichzeitig zeigt Frau Arden Gelassenheit in Anbetracht nicht zu ändernder Situationen, ohne dabei zu resignieren:

> „Ich bin zunehmend für mich dahin gekommen, dass ich gesagt habe, OKAY, dann BIN ich eben alle DAS, womit ich hier belegt werde, aber ich SCHAFFE es, 21 war das damals, zu werden und hier rauszukommen und DANN fängt mein Leben an, das war mein Plan" (Z. 154–157).

Dass Frau Arden in Verbindung mit diesen Fähigkeiten Flexibilität zeigt, wurde bereits angesprochen. Damit weist Frau Arden alle von Tedeschi und Calhoun (1995) beschriebenen Fähigkeiten für kreatives Potential auf. Die Fähigkeit zur Flexibilität wurde im Interview vor allem mit Bezug zu Frau Ardens beruflichem Werdegang deutlich. Dieser berufliche

Werdegang spiegelt aber nicht nur ihre **Flexibilität** wider, welche als *allgemeine Ressource* im Zusammenspiel mit ihren kreativen Fähigkeiten ein wichtiges Kriterium zum erfolgreichen Umgang mit Stressoren darstellt (vgl. dies., S. 55). In dem Wechsel von technischer Orientierung hin zu einem sozialen Berufsfeld zeigt sich ein posttraumatisch wachstumsbedingter Perspektivenwechsel, welcher charakterlich auf eine nach außen und innen gerichtete Offenheit schließen lässt (vgl. dies., S. 54).

10.1.2 Copingbezogene Fähigkeiten als Kompetenzen

Die genaue Betrachtung von Frau Ardens speziellen Fähigkeiten zeigt, dass die in der Kindheit entstandenen Copingstrategien der heute Fünfzigjährigen bei ihrem Verarbeitungsprozess in ihrer Funktion als Ressource zur Verfügung standen (vgl. Olbricht, 2004, S. 107) und dass sie unter anderem im Zuge des Verarbeitungsprozesses gelernt hat, diese Ressourcen positiv zu nutzen. Die Ressourcen stellen also für Frau Arden nützliche Kompetenzen dar. Für die von Frau Arden ergriffene neue berufliche Tätigkeit in der Frauenberatung sind viele der bereits beschriebenen Fähigkeiten sogar grundlegende Kompetenzen für eine erfolgreiche Ausübung ihres Berufs.

Für eine Arbeit im sozialen Bereich, gerade bei der Beratung traumatisierter Menschen, sind soziale Kompetenzen wichtig. Dies betrifft intrapersonelle Kompetenzen wie Empathie, Kommunikationsfähigkeit und die Wahrnehmung von Stimmungen, die Fähigkeit sich abzugrenzen ebenso wie intrapersonale Fähigkeiten. Dazu zählen Selbstwahrnehmung und -reflexion, wozu auch ein Bewusstsein um die eigene Biographie und Betroffenheit sowie deren Auswirkungen auf die eigene Wahrnehmung und das eigene Verhalten gehören.[36]

Frau Arden verfügt entsprechend der Entwicklung ihrer Copingstrategien über eine ausgeprägte **Beobachtungs- und Wahrnehmungsgabe**. Gleichzeitig hat sie gelernt, diese Fähigkeiten kontrolliert einzusetzen. Sie ist in der Lage, auf ihre Gefühle und Wahrnehmungen zu achten und sich auf diese zu verlassen. Frau Ardens eigene Betroffenheit in Verbindung mit der Reflexion der eigenen Biographie ermöglicht es ihr, sich in andere Betroffene hineinzuversetzen, ohne von den eigenen Erfahrungen und Reaktionen auf die ihrer Klienten zu schließen.

Frau Ardens Fähigkeit zur **Selbstreflexion** zeigt sich darin, dass sie sich ihrer Grenzen bewusst ist und weiß, welche Voraussetzungen sie herstellen muss, um mit Stresssituationen verantwortungsbewusst umgehen zu können. Im Zuge des Verarbeitungsprozesses hat sich eine akkurate

---

36 Siehe Wildwasser (2004).

Form der Selbstwahrnehmung herausgebildet, und Frau Arden hat sich innerhalb ihrer Therapie jahrelang intensiv mit ihrer eigenen Biographie und den Auswirkungen beschäftigt.

Gleichzeitig verfügt Frau Arden über **Gelassenheit**, kann Situationen, welche sie als unveränderbar erkennt, akzeptieren. Dies zeigt sich auch in Frau Ardens Akzeptanz der Auswirkungen der Gewalterfahrungen und den veränderten Erwartungen bezüglich des eigenen Prozesses: *„Denke nicht, dass das für mich mal so wird, wie das für andere Leute, die behütet groß geworden sind. Ich denke, ich kann immer nur besser damit umgehen"* (Z. 405–407).

Frau Ardens Copingstrategie einer übertriebenen Offenheit hat sie aufgeben können, d. h., ihre **Mitteilungsfähigkeit** wird heute anders und kontrollierter eingesetzt. Gleichzeitig zeigt die Täterkonfrontation und der offene Umgang mit den Gewalterfahrungen, dass Frau Arden in der Lage ist, auch belastende und sensible Themen anzusprechen. Sie kann anderen Menschen vertrauen, und die Veränderungen innerhalb der Selbst- und Weltreferenz sowie ihre Copingstrategien, lassen auf eine kreative Problemlösungsfähigkeit und Flexibilität schließen. Auch die Fähigkeit zur Solidarisierung ist hilfreich für Frau Ardens Aufgaben in der Beratung ebenso wie für die notwendige Öffentlichkeitsarbeit.

10.2 Verarbeitung und posttraumatisches Wachstum als Bildungsprozess

10.2.1 Veränderungen in der Wahrnehmung

Die Analyse des Interviews zeigt, dass sich innerhalb des Verarbeitungsprozesses die Selbst- und Fremdwahrnehmung von Frau Arden verändert hat. Innerhalb der Selbstwahrnehmung hat sich das Verständnis für ihr eigenes früheres Verhalten geändert. Frau Arden erkennt darin nun traumabedingte Copingstrategien. So dienten Frau Ardens Handlungen dem Vater gegenüber dem Erhalt ihrer Selbstbestimmung (Z. 57–60), ihren Anschluss an Cliquen und Außenseiter beschreibt sie als Fluchttendenzen, die sich entsprechend der vom Vater ausgehenden Gefahr veränderten (Z. 64–72, 76–86, 185–188). Gleichzeitig sieht Frau Arden in diesen Fluchttendenzen eine Ursache ihrer Schuldgefühle: *„meinen Schwestern gegenüber, also weil's ja irgendwie klar war, auch wenn ich mir das in der damaligen Zeit, wenn das nicht so vordergründig bewusst war, also dass man, worum man da rangelt, sozusagen."* (Z. 70–72). Auch die Konkurrenz mit einer ihrer Schwestern, welche von der Mutter speziell geschützt wurde, stellt Frau Arden in diesen Zusammenhang (Z. 99–101). Die Dissoziation von Emotionen und körperlichen Schmerzen versteht Frau Arden heute als eine notwendige Schutzfunktion: *„Weil sonst wäre man dran kaputt gegangen, also nicht auszuhalten das"* (Z. 165).

Ihre späteren Versuche, ihre Situation zu ändern, scheiterten. Frau Arden sieht darin eine Folge rein äußerlicher Veränderungen, während die innere Struktur erhalten geblieben sei (Z. 206–209). So erklären sich Frau Arden auch die Wiederholungen innerhalb ihrer Beziehungsmuster (Z. 212–216). Unter dem Scheitern dieser Beziehungen habe sie so sehr gelitten, dass sie schließlich auf eine Strategie der Vermeidung zurückgegriffen habe (Z. 220–223). Eine weitere Strategie sieht Frau Arden darin, dass sie zu Beginn einer Beziehung zu einer unangemessenen Offenheit neigte (Z. 386–392). Dies hat sich geändert: *„Jetzt weiß ich's, jetzt kann ich's anders machen. Da wusste ich's nicht"* (Z. 392). Sie sieht, dass ihr politisches Engagement eine wichtige Stütze für sie war und der Minderung des Leidensdrucks diente (Z. 229–232).

Die Krise, welche den Verarbeitungsprozess mithilfe einer Therapeutin initiierte, sieht Frau Arden durch eine Kombination mehrere Faktoren ausgelöst. Frau Arden kapitulierte, sie erkannte, dass es trotz ihrer Bemühungen nicht zu einer Änderung ihrer Situation kam: *„das ging so, bis ich 40 war, ja und dann hab ich eingesehen, dass ... bestimmte Sachen, EGAL was ich verändert hab in meinem Leben [...] ich trotzdem immer mitgeschleppt hab"* (Z. 225–227). Gleichzeitig verlor Frau Arden den Halt in ihren politischen Überzeugungen und erfuhr von einer erneuten sexuellen Gewaltausübung innerhalb ihrer Familie, wodurch sie auf ihre eigene Geschichte zurückgeworfen wurde (Z. 232–234). *„Und dann war plötzlich alles wieder da"* (Z. 234–235). Frau Arden berichtet bei ihrem Auszug zwar in der Lage gewesen zu sein, den Vater zu konfrontieren, jedoch nicht weiter überprüft habe, ob dieser seine Versprechen ihr gegenüber auch eingehalten habe (Z. 237–242).

Ihren Zustand zu dieser Zeit beschreibt Frau Arden als depressiv (Z. 313–316). Im Nachhinein erkennt sie, dass sie vor dieser Krise schon andere Krisen gehabt habe, diese damals jedoch nicht als solche verstanden habe (Z. 302–312). Mithilfe der Therapie hat Frau Arden erkannt, welche Gefühle sie dissoziiert hat, und konnte Zusammenhänge mit ihren Verhaltensweisen herstellen (Z. 245–259). In diesen erkennt Frau Arden auch kompensatorische Strategien. Sie versteht die Wiederherstellung ihrer Vertrauensfähigkeit als die nötige Voraussetzung der Reintegration ihrer Gefühle (Z. 261–264). Gleichzeitig sei dieser Prozess sehr entlastend gewesen, da er kräftezehrende Strategien überflüssig gemacht habe (Z. 266–269). Auch berichtet Frau Arden, dass sie mithilfe der Therapie entdeckt habe, *„wie VIEL [...] Strategien ich zu laufen habe insgesamt, ne also Vermeidungsstrategien [...] Also so was von vielfältig"* (Z. 293–298).

Frau Arden hat erkannt, dass es bei der sexuellen Gewalt nicht um sie als Mensch ging, sondern dass sie zu einem Objekt gemacht wurde, und versteht dies als *„eine der schlimmsten Erfahrungen mit, also wirklich einfach nur benutzt zu werden, also auf Dingebene“* (Z. 455–456). Ihre vielfältigen Ausbildungen sieht Frau Arden im Zusammenhang mit dem Wunsch nach Weiterentwicklung (Z. 338–342). Sie erkennt jedoch innerhalb der Therapie auch die Strategien hinter ihrer technisch ausgerichteten Berufswahl (Z. 427–433).

> „Wenn man sich darauf einlassen kann, dann hatte ALLES Logik, und ich bin nicht in diese SCHWIERIGE Lage gekommen, entscheiden zu müssen, WAS HIER IRGENDWIE, weil im Verhältnis mit Menschen war's für mich immer eher schwierig. Und dann durch die Therapie hab ich dann den Absprung letztendlich auch geschafft von der Technik, und heute arbeite ich wie gesagt mit Menschen, was mir große Freude macht“ (Z. 430–435).

Frau Ardens Erwartungen an die Veränderung ihrer Situation haben sich ebenfalls geändert (Z. 278–279). Sie erkennt die Auswirkungen der Gewalterfahrungen auf ihre eigene Entwicklung, welche eine Orientierung an Nicht-Betroffenen unzweckmäßig mache (Z. 272–282): *„Inzwischen denk ich manche Sachen ... da kann man Annäherungen machen an das, also an die Stabilität oder an die Sicherheit an Selbstwert [...] Ich denke, ich kann immer nur besser damit umgehen“* (Z. 400–407).

Gleichzeitig sieht Frau Arden, dass die Gewalterfahrungen nach wie vor Einfluss auf ihr Verhalten haben:

> „irgendwelche Sachen, die mir schwerfallen, ne, also als Erstes kommt der Fluchtgedanke, ne, und ich hege den auch meistens bis kurz vor Schluss, ich muss mich immer TOTAL zusammenreißen [...] und wenn mir jemand einen guten Grund gibt zu flüchten, dann ist das NOCH schwerer“ (Z. 486–489).

Frau Arden betont die Veränderungen in der Wahrnehmung und Achtung ihrer Gefühle:

> „inzwischen verlasse ich mich wie gesagt auf meine Gefühle, also, und wenn ich mich irgendwo unwohl fühle, dann hat das schon seinen Grund und also im Laufe der Jahre hab ich schon gelernt hinzugucken und das ernst zu nehmen“ (Z. 502–504).

Die Wahrnehmung der eigenen Ressourcen und Fähigkeiten hat sich bei Frau Arden geändert. Dazu zählt die Bewertung der eigenen Beobachtungs- und Wahrnehmungsgabe (Arden: Z 495–496). Auch dass sie zur Entwicklung ihrer Copingstrategien Kreativität und Cleverness benötigte, ist Frau Arden bewusst geworden (Z. 449–450, 298). Sie sieht eine Veränderung in der Kontrolle und Verfügbarkeit ihrer Fähigkeiten, ebenso in dem Maß, wie sie sich auf diese verlässt (Z. 493–504). In ihrem Bedürfnis nach einer aktiven Arbeit an einer Verbesserung der Welt sieht Frau Arden eine wichtige Kraft gebende Ressource (Z. 464–468). *„ICH WILL NICHT also das sich das in Zukunft fortsetzt, ich will die Grenze sein, das war für meine Selbstachtung absolut wichtig"* (Z. 469–470).

In Bezug auf die Bedeutung der kontinuierlichen Unterstützung ihres Verarbeitungsprozesses durch ihre Therapeutin meint Frau Arden *„für mich wäre das katastrophal gewesen, wenn ich die zwei Jahre dazwischen Pause gehabt hätte"* (Arden: Z 582–583). Inzwischen hat Frau Arden auch Bereiche entdeckt, die sie ursprünglich nicht relevant fand, von denen sie heute jedoch denkt, dass es gut wäre, diese im Rahmen einer Therapie zu betrachten.

Verändert hat sich auch Frau Ardens Fremdwahrnehmung, welches zu einem neuen Verständnis gegenüber dem Verhalten ihrer Mitmenschen führt. In dem damaligen Verhalten des Vaters den Kindern gegenüber sieht Frau Arden eine schon früh einsetzende Sexualisierung (Z. 27–29). Auch habe er durch Grenzüberschreitungen seine Kinder abgehärtet, *„unsere Angstsachen herabgesetzt mit wild Karussell fahren, Achterbahn, Speed auf der Autobahn"* (Z. 29–30). Im Zuge des Verarbeitungsprozesses hat Frau Arden für sich erkannt, dass sie für den Vater nur ein - austauschbares - Objekt war (Z. 185–186), dass es bei der Gewaltausübung *„nicht um dich selbst geht, sondern, dass du nur dienst, also Machtausübung, Befriedigung, also was auch immer im Spiel ist"* (Z. 453).

Das Familienklima schildert Frau Arden als insgesamt gewalttätig durch den Umgang der Eltern (Z. 151–152). Die Eltern selbst habe eine Art Hassliebe verbunden (Z. 168–169). Den Vater beschreibt Frau Arden im Nachhinein als cholerisch und häufig alkoholisiert (Z. 168–169, 152), die Mutter als egozentrisch. Diese habe auch *„viel gejammert [...] ich war auch schuld, dass sie keinen Beruf hatte, weil ich das erste Kind unehelich, den Arsch hat sie auch nur wegen mir geheiratet und ganz, ganz unleidlich"* (Z. 252–154).

Gleichzeitig sieht Frau Arden eine Beteiligung der Mutter an der Gewalt an den Kindern. Die Mutter habe Verstöße der Kinder gegen die starren familiären Regeln dem Vater gemeldet, welches zu einer Bestrafung in Form von körperlicher Gewalt geführt habe (Z. 137–146). Parallel habe die Mutter jedoch ihre Kinder auch gegen körperliche Schmerzen abgehärtet (Z. 159–161): *„In der Reflexion war mir so, dass meine Mutter das irgendwie auch unterstützt hat, wahrscheinlich unbewusst, also zum Beispiel hat die uns zu so Sachen gezwungen, wir mussten also in fast kochend heißem Wasser abwaschen"*. Auch dass ihre Schwestern, die nicht direkt sexuelle Gewalt erfahren haben, von der Gewaltstruktur innerhalb der Familie betroffen waren, ist Frau Arden bewusst geworden (Z. 104–105). Frau Arden hat sich darüber hinaus mit der Familiengeschichte beschäftigt:

> „Ich konnte rekonstruieren, also der Bruder von meinem Vater ist auch ein Missbraucher [...] Schwestern meiner Mutter [...] haben sich fast DURCHWEG Missbraucher gesucht, also bin ich in der Folge davon ausgegangen, also, dass das schon ne längere Geschichte hat, also mit dem Missbrauch" (Z. 105–113).

Heute erkennt Frau Arden, dass das soziale Umfeld, trotz des Wissens um die Zustände in Frau Ardens Familie, den Kindern keine Hilfe leistete. Stattdessen hätten diese ihren eigenen Kindern aus ebendiesen Gründen den Umgang mit Frau Arden verboten (Z. 43–51, 47–48). Frau Arden sieht, dass sie sich später Freundinnen suchte, die egozentrisch wie ihre Mutter waren (Z. 213–220). *„Ich hab auch damals nicht gesehen, dass diese Freundinnen egozentrisch sind, diese Parallelen schildere ich die alles von heute aus"* (Z. 221–223). Auch das Verständnis für das Verhalten dieser Freundinnen ihr gegenüber hat sich geändert (Z. 216–119), Frau Arden stellt dies nun in Bezug zu ihrem eigenen Verhalten:

> „NATÜRLICH hab ich wie bei meiner Mutter auch um ihre Liebe zu erringen, ne, also den Freundinnen immer alles vor die Füße getragen, ne, irgendwann hat JEDE gecheckt, sie können mich ausnehmen wie ne Weihnachtsgans" (Z. 214–216).

Rückblickend sieht Frau Arden sich als in einer *„glücklichen Zeit geboren"* (Z. 192). Die 68er ermöglichten es ihr, sich mit anderen zu solidarisieren und die Kraft spendende und sie motivierende Vision einer besseren Welt zu entwickeln (Z. 197–202). Im Zuge ihres Verarbeitungsprozesses hat sich Frau Ardens Blick auf ihre Mitmenschen verändert. Ihr ist bewusst geworden, dass Menschen, die ohne Gewalterfahrungen aufwachsen konnten, eine nicht mit ihr vergleichbare Stabilität und Selbstsicherheit haben (Z. 279–282, 406–402). Auch ihre späteren Freundinnen hätten ihren enormen Leidensdruck nicht verstehen können (Z. 377–389).

Bei anderen von sexueller Gewalt in der Kindheit Betroffenen sieht Frau Arden hingegen Überschneidungen der Fähigkeiten (Z. 519–521). Auch erkennt sie bei den Frauen, welche zu Wildwasser e. V. kommen, viele Stärken neben ihren Schwächen (Z. 521–527). Frau Arden vermutet, dass die Erfahrung, auf ein Objekt reduziert worden zu sein, alle betroffenen Frauen durchleben müssen (Z. 452–453), so wie sie selbst. Gleichzeitig sieht Frau Arden aber auch Unterschiede zwischen den von sexueller Gewalt Betroffenen, auch in Bezug auf die individuell verschiedenen Verarbeitungsmechanismen. Dies mache auch den Zugang zu entsprechend unterschiedlich unterstützenden Methoden notwendig:

> „Es müsste mehr solche Orte geben, auch [...] viel mehr Angebote, die auf anderen Ebenen als auf der verbalen sind, also viel mehr Workshops, Malgruppen, Kreativdinger, wo man jenseits, also nicht jede Frau ist in der Lage, alles intellektuell zu verarbeiten" (Z. 571–573).

Frau Ardens Überzeugung von einem betroffenenkontrollierten Ansatz bei der Beratung gründet in dem Verständnis, dass die Übernahme der Verantwortung für sich selbst den Ansprüchen des Lebens entspräche (Z. 563–564). Gleichzeitig ließe er den betroffenen Frauen *„ihre Würde, ihren Prozess, ihre eigene Sprache"* (Z. 562–563). Frau Ardens Bild der Krankenkassen und der bürokratischen Hürden, mit denen Betroffene es zu tun haben, ist kritisch. Sie erlebt, dass es kein ausreichendes Verständnis für die Situation und die nötige Unterstützung der Betroffenen gibt (Z. 583–589). Rückblickend sieht Frau Arden aber eine Verbesserung der Situation für von sexueller Gewalt betroffene Kinder, wobei die Lage der Frauen sich kaum verbessert habe (Z. 550–556).

Die gestörte Entwicklung der Ich-Funktionen von Frau Arden (vgl. Olbricht, 2004, S. 88 ff.) hat in der Kindheit dazu geführt, dass sich „sowohl das Selbstbild wie auch das Bild der anderen und das Bild der Welt verändert" (Olbricht, 2004, S. 91) hat. Nach Olbricht führt eine Traumatisierung durch sexuelle Gewalterfahrungen in der Kindheit zu einem negativen Selbstbild (vgl. dies., ebenda), einem durch Idealisierung oder Enttäuschung geprägten Fremdbild (vgl., dies., S. 92) und einem negativen und beängstigenden Weltbild (vgl. dies., ebenda). Innerhalb ihres Verarbeitungsprozesses sind diese Bilder entsprechend der geänderten Wahrnehmung modifiziert worden.

10.2.2 Posttraumatisches Wachstum

Zu den Kategorien eines posttraumatischen Wachstums zählen Tedeschi und Calhoun (1995) Veränderungen in der Selbst- und Fremdwahrnehmung sowie in der Lebensphilosophie (vgl. dies., S. 29 ff.). Voraussetzung ist ein *erfolgreiches Coping,* wobei das durch das traumatische Erlebnis erschütterte Kohärenzgefühl wiederhergestellt wird. In Anlehnung an Antonowskis (1997) Konzept des *sence of coherence* beinhaltet dies die Komponenten Handhabbarkeit, Verständlichkeit und Bedeutsamkeit (vgl. ders., S. 34 ff.).

Frau Ardens Bemühen um die Wiederherstellung einer Handhabbarkeit zeigt sich in Form von *Secondary-Control*-Bestrebungen (vgl. Tedeschi & Calhoun , 1995, S. 44). Sie bittet die Mutter um eine Veränderung der Situation (Z. 126–131), zeigt Fluchttendenzen (Z. 64–72, 76–85) und zieht sich schließlich zunächst innerlich und später auch äußerlich aus dem

Familiensystem zurück (Z. 185–188). Frau Ardens *Emotion-Focused Coping* zeigt sich zunächst in der Dissoziation der Gefühle (Z. 158–163), welche erst innerhalb der Therapie kontrollierbar und somit zu einer neuen Ressource werden.

Der Glaube an die Möglichkeit eines besseren Lebens, einer besseren Welt, die aktiv gestaltet werden kann und muss, scheint ein flexibles Schema höherer Ordnung darzustellen (vgl. Tedeschi & Calhoun, 1995, S. 72, 74). Innerhalb der Copingprozesse zur Wiederherstellung von Bedeutsamkeit wurde es nicht ersetzt, jedoch fand eine Veränderung hinsichtlich der Aktionsorientierung statt. Die zunächst äußerlich vorgenommenen Veränderungen führten zu Wiederholungen, eine Verbesserung der Situation wird erst mit dem Beginn innerer struktureller Veränderungen gesehen. Das grundlegende Schema scheint nicht irritiert worden zu sein, daraus folgt eine vermutliche Verstärkung des Schemas (vgl. dies., S. 76, 81).

Copingprozesse zur Wiederherstellung der Verständlichkeit, welche durch die Irritation der kognitiven Schemata und somit der grundlegenden Selbst- und Fremdwahrnehmungen angegriffen worden ist, zeigen sich bei Frau Arden in neuen Verständnissen, z. B. über die Beziehung der Eltern (Z. 168–169) und der Gewaltstrukturen innerhalb der Familie (Z. 104). Auch veränderte sich die Sicht auf die eigenen Reaktionen und Verhaltensweisen, z. B. in Bezug auf die Wahl früherer Freundinnen (Z. 213–215), der Beteiligung an den Übergriffen des Vaters (Z. 58–60) und der Dissoziation von körperlichen und emotionalen Gefühlen (Z. 160–165, 315–316). Die von Frau Arden beschriebene Beobachtungsgabe (Z. 441–445) und Sensibilität für Stimmungen (Z. 494–496) entsprechen der von Tedeschi und Calhoun geschilderten starken Empfänglichkeit für Umweltreize, welche zu einer vermehrten Informationsaufnahme führt, wobei diese Informationen zunächst zu einer Überflutung führen und erst später in die angepassten Schemata eingeordnet werden können.

Die Analyse des Interviews mit Frau Arden hat Veränderungen innerhalb der Selbst- und Fremd- bzw. Weltwahrnehmung aufgezeigt. Diese Veränderungen können als Resultat des Verarbeitungsprozesses gesehen werden.

Die Veränderungen innerhalb der Selbstwahrnehmung beinhalten ein besseres Verständnis um die eigene Verletzlichkeit bei gleichzeitig gesteigertem Selbstvertrauen und entspricht somit der ersten Kategorie posttraumatischen Wachstums (vgl. Tedeschi & Calhoun, 1995, S. 29 ff.). Diese Kombination wird von Frau Arden nicht als paradox empfunden, was im Sinne von Tedeschi und Calhoun als *Weisheit* (vgl. dies, S. 86 f.) verstanden werden kann:

> „Wenn ich achtsam mit mir bin und alle Sachen gut bedenke, also ich brauche Sicherheiten [...] verschiedenster Natur, [...] aber wenn ich dann alles, was ich da an Sicherheiten brauche, wieder diskutiert und geschaffen habe, dann hab ich auch ne relativ gute Stabilität, und dann kann ich auch meine Stärken entwickeln" (Z. 282–286).

Frau Ardens veränderte Fremdwahrnehmung, welche sich z. B. in der Darstellung des Verhaltens früherer Freundinnen unter Berücksichtigung der eigenen Beteiligung zeigt (Z. 213–216), hat Einfluss auf die Gestaltung der zwischenmenschlichen Beziehungen (Z. 392). Ein solcher Wandel entspricht der zweiten Kategorie des posttraumatischen Wachstums. Dazu kommt Frau Ardens neues Bewusstsein, dass es bei allen negativen Erfahrungen Menschen gibt, denen sie vertrauen kann (Z. 261–262). In der Folge wirkt sich dies auf Frau Ardens Beurteilung von gesunden oder dysfunktionalen Beziehungen aus. Auch dies entspricht dem Modell von Tedeschi und Calhoun (vgl. Tedeschi & Calhoun, 1995, S. 37).

Tedeschi und Calhoun sehen die positiven Veränderungen in den Beziehungen im Zusammenhang mit einem Zuwachs an Mitgefühl, an Sensibilität für die Bedürfnisse und Gefühle anderer und an dem Bedürfnis, Beziehungen zu vertiefen, welches zu einer größeren Bereitschaft führe, andere zu unterstützen (vgl. Tedeschi & Calhoun, 1995, S. 36 f.).

Inwieweit eine Veränderung innerhalb der Lebensphilosophie, als dritte Kategorie des posttraumatischen Wachstums, vorliegt, ist nicht einfach zu beantworten. Es ist jedoch auffällig, wie dominant die Hoffnung auf eine bessere Welt und ein besseres Leben den gesamten Copingprozess von Frau Arden begleitet und motiviert. Die Verhaltensänderung von einer sich aufopfernden Beziehungsstruktur hin zu einem selbstverantwortlichen Umgang zeigt zudem einen Wandel der Prioritätensetzung, welcher als Veränderung der Wertschätzung des eigenen Selbst gesehen werden kann.

10.2.3 Posttraumatische Wachstumsprozesse als Bildungsprozesse

Das Konzept des posttraumatischen Wachstums basiert auf der Annahme, dass der Mensch aktiv sein Modell der Welt konstruiert.[37] Schemata, d. h. kognitive Strukturen, welche die Informationsverarbeitung der empfangenen Eindrücke organisieren, führen dazu, dass der Mensch ein Bild von sich selbst und seiner Umwelt entwickelt und die Welt als handhabbar, fassbar und bedeutsam empfindet. Die Konstruktion dieser Schemata wird als kontinuierlicher Prozess verstanden, welcher durch ein Trauma massiv gestört und irritiert wird.

Wenn das Kohärenzgefühl durch das traumatische Ereignis so stark irritiert worden ist, dass eine Wiederherstellung die fundamentalen, d. h. höheren Schemata über das Selbst, die Mitmenschen und die Welt infrage stellt, stößt dies einen Prozess des Grübelns an (vgl. Tedeschi & Calhoun, 1995, S. 60). Dies ist eine Reaktion auf Stress und negative Emotionen, welche zusammen mit dem Scheitern der bisherigen Copingstrategien[38] zu einer Entscheidungsunfähigkeit hinsichtlich möglicher Handlungen auftreten kann. Grübeln zeichnet sich durch einen Wechsel zwischen Verleugnung und sich aufdrängenden Gedanken aus (vgl. dies., 60 f.). Dies kann als eine Art regulierte Informationsverarbeitung verstanden werden – "people give themselves doses of information as they are able to assimilate them" (dies. , S. 60) – und stellt somit eine Form von Reflexion dar.

Der Prozess des Grübelns wird von Tedeschi und Calhoun als Versuch verstanden, die neuen Informationen in bereits bestehende Schemata einzuordnen. Ein *major life trauma* (vgl. Tedeschi & Calhoun, 1995, S. 70), als welches eine sexuelle Gewalterfahrung in der Kindheit wohl gelten muss, kann zu einem Zusammenbruch dieser Schemata führen (vgl. dies., ebenda). Diese müssen neu organisiert werden: "a substantial reorganization of schemas may occur as a result of significant trauma" (dies., S. 70). Dabei werden neue Schemata entwickelt oder verdeckt vorhandene, bisher weniger entwickelte Schemata gestärkt.

Emotionaler Stress als Folge des traumatischen Ereignisses stößt demnach einen Wachstumsprozess an,[39] in dem Schemata höherer Ordnung

---

37 Wobei Tedeschi und Calhoun dem Modell-Lernen nach Bandura (1976), folgen, welches Lernen als durch Interaktion entwickelte Ausbildung von kognitiven Schemata und Regelsystemen versteht, die das Verhalten beeinflussen.

38 Dies entspricht dem von mir bei Frau Arden als Kapitulation bezeichneten Punkt.

39 Siehe hierzu Henningsens (1981) Darstellung, dass Bildungsprozesse durch Leidensprozesse angestoßen werden.

angegriffen und die kognitiven Systeme verändert werden: "we propose that growth is change in schemas" (Tedeschi & Calhoun, 1995, S. 81). Diese Veränderungen innerhalb der Schemata beeinflussen das Selbst- und Weltbild. Sie äußern sich in einem Wandel der Selbstwahrnehmung, der Beziehung zu anderen und der Lebensphilosophie (vgl. Tedeschi & Calhoun, 1995, S. 30 ff.). Die Umgestaltung der Schemata[40] kann folglich mit den durch Reflexion hervorgerufenen Bildungsprozessen gleichgesetzt werden, welche sich in einer Veränderung der Selbst- und Weltreferenz (vgl. Marotzki, 2006, S. 61) zeigen.

Es kann folglich von einem Bildungsprozess im Sinne Marotzkis (2006) gesprochen werden, wenn der Verarbeitungsprozess zu einem Infragestellen und einer Veränderung der kognitiven Schemata und somit zu einer Veränderung der Sicht auf das Selbst und die Welt führt. Marotzki spricht von Biographisierung, wenn Zusammenhänge in Form von einer Verortung lebensgeschichtlicher Erlebnisse hergestellt werden (Marotzki, 1991, S. 184 f.). Diese Verortung geschieht durch die Reflexion des Erlebten und führt zu einer subjektiven Sinn- und Bedeutungsgebung der Ereignisse. Diese subjektive Konstruktion kann sich auf die Haltung des Individuums in Bezug auf sich selbst und die Welt auswirken. Wird die verinnerlichte Logik des Alltags[41] infrage gestellt, kommt es zu einer Krise. Diese kann Biographisierungsprozesse anstoßen, welche sich in Veränderungen des Selbst- und Weltverständnisses äußern (vgl. dies., ebenda). Dies entspricht dem Konzept des posttraumatischen Wachstums: TraumatischeUmstände "can produce an upheaval in trauma survivors' major assumptions about the world, their place in it and how they make sense of their daily lives. In reconsidering these assumptions, there are the seeds for new perspectives on all these matters" (Tedeschi & Calhoun, 2004).

Auch die Analyse des Interviews mit Frau Arden zeigt Veränderungen innerhalb der Selbst- und Weltreferenz auf, welche aus der Reflexion der Erlebnisse innerhalb des Verarbeitungsprozesses resultieren und Rückschlüsse auf eine neu konstruierte subjektive Sinngebung zulassen.

40 Interessant sind in diesem Zusammenhang auch Ecarius' (2006) Überlegungen. Sie folgt Bateson (1994) und bezeichnet Bildungsprozesse als „höherstufige biographische Transformationsprozesse, in denen sich das Selbst- und Weltbild grundlegend ändert. Kategorien und Schemata, die über Lernprozesse herausgebildet werden, werden auf einer höheren Stufe, die Reflexivität erfordert, in Bildungsprozesse überführt" (Ecarius, 2006, S. 105).

41 Schützes Theorien, auf denen Marotzkis Darstellung von Bildungsprozessen aufbaut, werden hier nicht weiter vertieft. Vgl. dazu Alfred Schütze (1971).

Bildungsprozesse, die sich im Bereich einer veränderten Selbstreferenz zeigen, stehen im Zusammenhang mit einem neuen Verständnis des eigenen Verhaltens und der eigenen Wahrnehmung. Die Reflexion ermöglichte es Frau Arden, Zusammenhänge zwischen ihrem bisherigen Verhalten und ihren Copingstrategien herzustellen, was Frau Arden neue Handlungsspielräume eröffnet und sich auf ihr weiteres Verhalten auswirkt. Hier zeigt sich deutlich der Prozess einer neuen Konstruktion von subjektiver Sinn- und Bedeutungsgebung (vgl. Marotzki, 1991, S. 191).

Aus der Analyse des Interviews lässt sich schlussfolgern, dass es hier im Zuge des Copingprozesses durch Reflexion zu Veränderungen innerhalb der Selbstwahrnehmung gekommen ist. Dies hat sich auch auf Frau Ardens weiteres Verhalten ausgewirkt. Dieses ist entsprechend der veränderten Selbstwahrnehmung selbstverantwortlicher geworden (Z. 282-286). Auch Frau Ardens - berufliche - Zielsetzungen haben sich dadurch verändert. Im Bereich der Fremdreferenz sind ebenfalls reflexionsbedingte Veränderungen zu verzeichnen. Auch hier wurden wie bei dem Wandel der Selbstreferenz neue Zusammenhänge zwischen den Erfahrungen hergestellt, was zu einem neuen Fremdverständnis geführt hat. Bildungsprozesse spiegeln sich hier besonders in Frau Ardens neuem Verständnis für das Verhalten der Mitmenschen wider. Die Kombination aus veränderter Selbst- und Weltreferenz wirkt sich auf Frau Ardens Gestaltung der zwischenmenschlichen Beziehungen und auf die Ansicht über das Hilfesystem aus (Z. 479- 592).

11 Abschließende Überlegungen

Im theoretischen Teil dieser Arbeit wurde deutlich, dass sexuelle Gewalt an Kindern ein altes und weitverbreitetes Phänomen darstellt,[42] welches schwerwiegende Folgen für die Betroffenen (vgl. Olbricht, 2004, S. 56 ff.; vgl. Fischer & Riedesser, 2003, S. 296 ff.) und die Gesellschaft (vgl. Brockhaus & Kolshorn, 1993, S. 161 ff.) nach sich zieht. Der gesellschaftliche Umgang mit diesem Phänomen sowie soziale Rollenzuschreibungen wirken sich auf die Betroffenen und ihre Traumareaktionen aus (vgl. Gahleitner, 2005a, S. 269 ff.). Sowohl Mythen über sexuelle Gewalt als auch die Betroffenen und ihre Traumareaktionen beeinflussen den gesellschaftlichen Umgang mit dieser Problematik und zeigen ihren Einfluss auch auf strafrechtlicher Ebene (vgl. Kirchhoff, 2005, S. 823 ff.). Sexuelle Gewalt an Kindern führt zusätzlich zu diversen gesellschaftlichen Folgekosten (vgl. Kavemann, 2000, S. 27 ff.).

Sexuelle Gewalterfahrungen in der Kindheit stellen in aller Regel psychische Traumatisierungen dar. In der Untersuchung wurde deutlich, dass die Traumareaktionen und Langzeitfolgen Copingprozesse sind. Die Entwicklung von Copingstrategien fördert die Ausprägung spezifischer Fähigkeiten. Das heißt, die Betroffene verfügt demnach über Strategien und Fähigkeiten, die als Ressourcen verstanden werden können. Auf diese Ressourcen, welche teilweise dysfunktional (vgl. Olbricht, 2004, S. 174 f.) erscheinen, können die erwachsen gewordenen Betroffenen innerhalb ihres Verarbeitungsprozesses zurückgreifen.

Ebenso wurde in der vorliegenden Untersuchung deutlich, dass ein *erfolgreiches Coping* eines Traumas zu einem posttraumatischen Wachstum führen kann (vgl. Tedeschi & Calhoun, 1995, S. 77 ff.). Dieses Wachstum geschieht innerhalb eines langwierigen Verarbeitungsprozesses. Innerhalb dieses Prozesses wird das durch das Trauma irritierte Kohärenzgefühl (vgl. Gahleitner, 2005a, S. 284) wieder neu gestärkt. Das Kohärenzgefühl bestimmt die Wahrnehmung von Ereignissen und somit auch die Reaktionen auf diese. Es beinhaltet die Komponenten Handhabbarkeit, Verständlichkeit und Bedeutsamkeit. Ein posttraumatisches Wachstum kann sich auf die Selbstwahrnehmung, die zwischenmenschlichen Beziehungen und die Lebensphilosophie positiv auswirken. Im Bereich der Selbstwahrnehmung kommt es zu einem Zuwachs an *Weisheit* (vgl. Tedeschi & Calhoun, 1995, S. 86), wenn die eigene Verletzlichkeit intensiver wahrgenommen und gleichzeitig das Selbstbewusstsein gestärkt wird.

---

[42] Siehe Kap. 3.1.

Das posttraumatische Wachstum steht im Zusammenhang mit einer Veränderung der durch das Trauma irritierten kognitiven Schemata. Diese lenken die Informationsverarbeitung und beeinflussen somit die Wahrnehmung (vgl. Fischer & Riedesser, 2003, S. 79, 373; vgl. Tedeschi & Calhoun, 1995, S. 67 ff.) und folglich auch die Wirklichkeitsauffassung (vgl. Marotzki, 1995, 57). Dies geschieht, wenn das traumatische Ereignis die grundlegenden Annahmen über das Selbst- und Fremd- bzw. Weltverständnis angreift. Die Veränderung dieser Schemata geschieht innerhalb eines Prozesses des Grübelns. Innerhalb dieses Prozesses werden neue Schemata entwickelt und die Informationen in diese eingeordnet. Der Prozess des Grübelns stellt eine Form von Reflexion dar (vgl. Tedeschi & Calhoun, 1995, S. 90 f.), welche zu einer Veränderung in der Selbst- und Weltansicht führt. Dies entspricht einer neuen Verortung von lebensgeschichtlichen Ereignissen durch Reflexion, d. h., es handelt sich hier um einen Prozess der Biographisierung. Es kommt zu einer Veränderung der Selbst- und Weltreferenz. Dies zeigt, dass hier durchaus von Bildungsprozessen im Sinne Marotzkis gesprochen werden kann.

Innerhalb des empirischen Teils dieser Arbeit wurde im Einzelnen gezeigt, wie die von Frau Arden ausgebildeten Copingstrategien die Entwicklung spezifischer Fähigkeiten gefördert haben. Diese Fähigkeiten konnten von Frau Arden innerhalb des Verarbeitungsprozesses mit Unterstützung ihrer Therapeutin reflektiert werden. In der Konsequenz kann Frau Arden heute ihre Ressourcen und Fähigkeiten bewusster wahrnehmen. Zusätzlich konnte sie innerhalb des Verarbeitungsprozesses „dysfunktionale" Ressourcen in reine allgemeine und „existenzielle" Ressourcen umwandeln. Das bedeutet auch, dass Frau Arden heute ihre Fähigkeiten kontrollierter und zielgerichteter einsetzen kann. Dies zeigt, dass innerhalb ihres Verarbeitungsprozesses ein Kompetenzzuwachs stattgefunden hat.

Sowohl die veränderte Selbstwahrnehmung in Bezug auf Verletzlichkeit und auf das Bewusstsein der eigenen Stärken als auch die neuen Formen der Beziehungsgestaltung stellen ein posttraumatisches Wachstum dar. Veränderungen innerhalb der Selbst- und Fremdwahrnehmung sind auf eine neue Verortung von Frau Ardens Erfahrungen zurückzuführen. Diese wurden durch ein Infragestellen der subjektiven Alltagslogik angestoßen. In der Folge wurde eine neue Sinn- und Bedeutungsgebung der Ereignisse entwickelt. Dies stellt einen Bildungsprozess dar, welcher sich in einer veränderten Selbst- und Weltreferenz äußert.

Frau Arden betont – unter Berücksichtigung des eigenen Prozesses sowie ihrer Erfahrungen in der Beratungsarbeit – die Notwendigkeit einer individuell abgestimmten Unterstützung des Verarbeitungsprozesses.

Frau Arden konnte mithilfe der Eigenfinanzierung über die für ihren Prozess nötige Unterstützung verfügen. Erst in der Therapie war es ihr möglich, wieder Vertrauen aufzubauen, um so den Zugang zu ihren dissoziierten Gefühlen wieder herstellen zu können. Diese Unterstützung war notwendig, um auf die kräftezehrenden kompensatorischen Copingstrategien verzichten zu können. Erst dies ermöglichte ihr die Regulierung und die Reaktivierung bzw. Neuentwicklung ihrer Fähigkeiten. Frau Arden kritisiert, dass die Förderungen seitens der Krankenkassen unzureichend seien und nicht der Realität eines derart langwierigen Prozesses entsprächen.

Frau Ardens Erfahrung in der Frauenberatung zeigt, dass jede Betroffene einen individuellen Weg hat, die sexuelle Gewalterfahrung zu verarbeiten. Die individuell unterschiedlichen Reaktionen und die zur Verfügung stehenden Ressourcen, auf die beim Copingprozess zurückgegriffen werden können, legen die Notwendigkeit einer spezifischen Unterstützung des Verarbeitungsprozesses nahe. Jede Betroffene, jeder „Einzelfall entwickelt seine spezifische Dynamik und Phänomenologie. Es gibt kein charakteristisches ‚sexual-abuse-syndrom'" (Gahleitner, 2005a, S. 33). Folglich muss auch die Unterstützung des Verarbeitungsprozesses spezifisch und den individuellen Bedürfnissen der Betroffenen angepasst sein.

Es gibt inzwischen die unterschiedlichsten Konzepte und Methoden zur Unterstützung der Traumaverarbeitung, darunter auch künstlerische und Körpertherapien (vgl. Hanswille & Kissenbeck, 2008, S. 43 ff.). In vielen psychosomatischen Kliniken wird auf unterschiedliche Methoden zurückgegriffen. Ambulant sind die meisten bisher nur über Eigenfinanzierung zugänglich. Um den Betroffenen ein erfolgreiches Coping zu ermöglichen, bedarf es einer Veränderung innerhalb der Gesundheitspolitik, damit in Zukunft der Zugang zu diesen Unterstützungsformen nicht nur denjenigen vorbehalten bleibt, die sich diese finanziell leisten können.

Wenn Verarbeitungsprozesse Bildungsprozesse darstellen und die Entwicklung von Ressourcen beinhalten, können von sexueller Gewalt in der Kindheit Betroffene nicht einfach pathologisiert werden. Auf der anderen Seite darf nicht vergessen werden, dass dieser Prozess für die Betroffenen sehr langwierig, schmerzhaft und kräftezehrend ist. Die Phase der Verarbeitung muss daher unter beiden Aspekten gesehen werden. Gefordert ist für einen humanen Umgang eine Unterstützung, die es den Betroffenen ermöglicht, ihr gesamtes Potential entfalten zu können, anstatt sie auf die Gewalterfahrungen zu reduzieren. Ein dichotomes Verständnis von Krankheit und Gesundheit ist hier nicht sinnvoll.

Die Auseinandersetzung der Betroffenen mit Ämtern, die von einer solchen Einteilbarkeit ausgehen, verschwendet wertvolle Kraftreserven, welche den Betroffenen für den langwierigen Verarbeitungsprozess zur Verfügung stehen sollten. Innerhalb unserer leistungsorientierten Gesellschaft bedarf es daher eines Perspektivenwechsels. Verarbeitungsprozesse als Bildungsprozesse anzuerkennen, ist ein Schritt in Richtung der Würdigung sowohl der enormen Leistungen, die von den Betroffenen erbracht werden, als auch deren speziellen Kompetenzen.

Der Verarbeitungsprozess sollte keine Lücke im Lebenslauf der Betroffenen darstellen müssen und kein Ausschlusskriterium bei einer Bewerbung sein. Es bedarf einer interdisziplinären Auseinandersetzung von Sozialwissenschaften und Psychologie mit dem Phänomen der Verarbeitung sexueller Gewalterfahrungen. Nur so ist es möglich, dieses Phänomen in seiner vollen Ausprägung zu begreifen und sinnvolle Unterstützungsarbeit zu leisten. Eine getrennte Betrachtungsweise entspricht nicht der Realität dieses Phänomens und nimmt den Betroffenen die Möglichkeit, sich entsprechend ihres Potentials zu entwickeln.

Eine bessere Unterstützung der Verarbeitungsprozesse ist jedoch nicht nur aus humaner Sicht notwendig. Auch eine leistungsorientierte und auf einem System der Marktwirtschaft aufgebaute Gesellschaft sollte ein Interesse an einer derartigen Unterstützung haben. Eine ungenügende Verarbeitung führt zu gesellschaftlichen Folgekosten. Sexuelle Gewalt verursacht nach Kavemann (1997) Kosten innerhalb des Gesundheitsbereichs, des juristischen Bereichs, des sozialen und des Arbeits- bzw. wirtschaftlichen Bereichs. Diese Kosten sind langfristig durch Präventionsmaßnamen zu senken. Da jedoch nicht davon ausgegangen werden kann, dass die sexuelle Gewalt als solche durch eine weitere Verbesserung im Bereich der Prävention gänzlich zu verhindern ist und somit die Langzeitfolgen sexueller Gewalt weiterhin Kosten verursachen werden, bedarf es dringend eines Wechsels hin zu einer verbesserten Unterstützung des Verarbeitungsprozesses.

Es ist davon auszugehen, dass durch eine den Bedürfnissen der betroffenen Frauen angemessenere Unterstützung Einsparungen möglich sind. Das Interview mit Frau Arden lässt darauf schließen, dass die Unterstützung eines *erfolgreichen Copings* die Gewaltspirale unterbrechen könnte. Die im Zuge der Verarbeitung gewonnenen Erkenntnisse über die Gewaltstrukturen innerhalb ihrer Familie und die Erkenntnis der Gefahr einer Weitergabe von Gewalt generierenden Strukturen an die folgenden Generationen wurden von Frau Arden erkannt. Dies und die Verarbeitung an sich kann das Ende einer transgenerationalen Weitergabe der Traumatisierungen bedeuten (vgl. Fischer & Riedesser, 2003, S. 309). Eine verbesserte Unterstützung könnte auch die Gefahr einer Reviktimisierung mindern und somit weitere Folgekosten reduzieren (vgl. Kavemann, 2000, S. 38 f.). Auch liegt die Vermutung nahe, dass die durch den Verarbeitungsprozess entstandenen neuen Handlungsspielräume ein Zurückgreifen auf „dysfunktionale" Ressourcen (Olbricht, 2005, S. 174) wie selbstverletzendes Verhalten oder Suchtmittelkonsum überflüssig machen. Weiterhin ist davon auszugehen, dass der neue, kompetentere Umgang mit Stressoren zu einer Reduzierung stressbedingter Erkrankungen führen kann. Diese Überlegungen bedürfen jedoch zunächst weiterer Forschungen bezüglich der konkreten Zusammenhänge von Verarbeitung sexueller Gewalterfahrungen und Folgekosten für die Gesellschaft.

Im Gegensatz zu dem negativen Aspekt möglicher Folgekosten durch nicht verarbeitete Gewalterfahrungen lässt die Analyse vielmehr die Vermutung zu, dass Betroffene, welchen die Möglichkeit gegeben ist, einen *erfolgreichen Copingprozess* zu durchlaufen, eine Bereicherung für die Gesellschaft darstellen. Frau Arden verfügt über spezielle Kompetenzen im Bereich der Selbstwahrnehmung und -reflexion sowie der Fremdwahrnehmung. Gleiches gilt für ihr Einfühlungsvermögen. Frau Arden ist in der Lage, Gewaltstrukturen und deren Auswirkungen zu erkennen, und weiß um die Weitergabe dieser Strukturen zwischen den Generationen. Gleichzeitig zeigt Frau Arden von Kindheit an eine enorme Motivation, sich aktiv an der Veränderung der Gesellschaft hin zu einem gewaltlosen Umgang miteinander zu beteiligen, und ist dabei in der Lage, sich zu solidarisieren, um dieses Ziel zu erreichen. Dieses Bedürfnis zeigt sich auch in ihrer heutigen Arbeit. *„ICH arbeite dafür, dass nicht lockergelassen wird, dass auf allen gesellschaftlichen Ebenen Gewaltschutz, also Auseinandersetzung mit Gewalt, Ausgrenzung von Gewalt [stattfindet]"* (Z. 556–558). Frau Arden tritt dafür ein, dass dort, *„wo man das nicht verhindern [kann], dass da viel mehr passieren muss"* (Z. 559).

Ihre Fähigkeiten bringt sie nicht nur im Alltag über soziale Interaktion ein, sie fließen auch in ihre Arbeit ein, welche durch die Unterstützung des Verarbeitungsprozesses selbst zu einer Reduzierung der gesellschaftlichen Folgekosten führt. Über ihr Potential kann sie jedoch nur verfügen, da es ihr mit Unterstützung ihrer Therapeutin gelungen ist, die alten kräftezehrenden Copingstrategien aufzugeben und zu ersetzen.

Frau Arden kritisiert die aktuelle Politik für eine berufliche Reintegration. Es gäbe keine der Situation der Frauen angemessenen Arbeitsangebote: *„Arbeit [...] die AUCH in so einem Prozess möglich ist [...] die flexibler ist für die Frauen, aber nicht, dass alles dann immer sofort in so existenziellen Ängsten mündet"* (Z. 586–590). Darüber hinaus kritisiert sie, dass die

Frauen ihre Energie in bürokratische Auseinandersetzungen stecken müssen, statt diese Energie für ihren Verarbeitungsprozess nutzen zu können.

Ein an dem Bedarf der Betroffenen orientiertes Arbeits- und Ausbildungsangebot könnte krankheitsbedingten Arbeitsausfällen, Ausbildungsabbrüchen, Produktivitätsminderungen und Kosten durch Frührenten und Arbeitslosengeld entgegenwirken. Würden die speziellen Fähigkeiten, welche Betroffene in den Berufsalltag einbringen könnten, anerkannt, könnten diese dort auch besser genutzt werden. Dies sollte zudem die Motivation zu einer beruflichen Reintegration stärken.

Es wäre interessant, eine vergleichende Analyse von Bildungsprozessen und Kompetenzentwicklung innerhalb des Verarbeitungsprozesses durchzuführen. Ich vermute, trotz der individuell unterschiedlichen Traumareaktionen, diverse Überschneidungen der Fähigkeiten der Betroffenen, da Kinder über geringere Ressourcen zum Umgang mit einem Trauma verfügen. Neue Erkenntnisse hierzu könnten eine gezieltere Unterstützung des Verarbeitungsprozesses ermöglichen. Wenn die Phase der Verarbeitung in ihrer Funktion als ein Bildungsprozess verstanden wird, könnte dies die berufliche Reintegration erleichtern und zu einer angemesseneren Wahrnehmung und Anerkennung der Kompetenzen der Betroffenen führen.

12 Literatur

Amann, G. & Wipplinger, R. (Hrsg.) (1997). Sexueller Missbrauch: Überblick zu Forschung, Beratung und Therapie; ein Handbuch. Tübingen: dgvt.

Antonovsky, Aaron (1997). Salutogenese. Zur Entmystifizierung der Gesundheit. Tübingen: dgvt.

Baake, D. & Schulze, T. (Hrsg.) (1993). Aus Geschichten lernen. Zur Einübung pädagogischen Verstehens. Weinheim, München: Juventa.

Bandura, A. (1976). Lernen am Modell. Ansätze zu einer sozial-kognitiven Lerntheorie. Stuttgart: Klett-Cotta.

Bange, D. (2004). Definition und Häufigkeit von sexuellem Missbrauch. In W. Körner & A. Lenz (Hrsg.). Sexueller Missbrauch. Band 1: Grundlagen und Konzepte (S. 29–38). Göttingen: Hogrefe.

Bass, E. & Davis, L. (2000). Trotz allem. Wege zur Selbstheilung für sexuell mißbrauchte Frauen. (9. Auflage) Berlin: Orlanda Frauenverlag.

Bateson, G. (1994). Ökologie des Geistes. Anthropologische, psychologische, biologische und epistemologische Perspektiven. (5. Auflage) Frankfurt/Main: Schurkamp.

Blödorn, H. (2000). Reise zum Licht. Über die erfolgreiche Aufarbeitung sexuellen Missbrauchs. Karlsruhe: Blödorn.

BMFSFJ - Bundesministerium für Familie, Senioren, Frauen und Jugend (1990). Kinder und Jugendhilfegesetz. Sozialgesetzbuch (SGB). Achtes Buch (VIII). § 1. Online: http://gesetze-im-internet.de/sgb-_8/index.html. [Stand: 15.01.2009].

BMJ - Bundesministerium der Justiz (2009). Grundgesetz für die Bundesrepublik Deutschland. Artikel 1,2. Online: http://gesetze-im-internet.de/gg/BJNR000010949.html. [Stand: 10.05.2009].

Bohnsack, R. (2007). Rekonstruktive Sozialforschung. Einführung in qualitative Methoden. (6. Auflage) Oplanden: Laske und Budrich.

Brockhaus, U. & Kolshorn, M. (1993). Sexuelle Gewalt gegen Mädchen und Jungen. Mythen, Fakten, Theorien. Frankfurt/Main, New York: Campus.

Bühler, C. (1934). Drei Generationen im Jugendtagebuch. Jena: Fischer.

Bundesverein zur Prävention von sexuellem Missbrauch an Mädchen und Jungen e. V. (Hrsg.) (1997). Prävention. Eine Investition in die Zukunft. Ruhnmark: Donna Vita.

Deegener, G. (1998). Kindesmissbrauch - erkennen, helfen, vorbeugen. Weihnheim, Basel: Beltz.

Drewes, Detlef (1997). Schützt unsere Kinder. Stoppt ihre sexuelle Ausbeutung. Augsburg: Weltbild.

Ecarius, J. (2006). Biografieforschung und Lernen. In H. Krüger & W. Marotzki (Hrsg.). Handbuch erziehungswissenschaftliche Biografieforschung. (2. Aufl., S. 92–108). Wiesbaden: VS Verlag für Sozialwissenschaften

Feldman-Summers, S. & Pope, K. (1997). Die Erfahrung des „Vergessens" eines Missbrauchs in der Kindheit: Eine nationale Befragung von Psychologen. In G. Amann & R. Wipplinger (Hrsg). Sexueller Missbrauch. Überblick zu Forschung, Beratung und Therapie; ein Handbuch (S. 274–286). Tübingen: dgvt.

Finkelhor, D. (1984). Child sexual abuse. New theory and research. New York: Sage.

Ders. (1997). Zur internationalen Epidemiologie von sexuellem Missbrauch an Kindern. In G. Amann & R. Wipplinger (Hrsg.). Sexueller Missbrauch. Überblick zu Forschung, Beratung und Therapie; ein Handbuch (S. 72–88). Tübingen: dgvt.

Fischer, G. & Riedesser, P. (2003). Lehrbuch der Psychotraumathologie. (3. Auflage) München, Basel, Reinhardt: UTB.

Freud, A. (Hrsg.) (1952). Gesammelte Werke. London: Imago.

Gahleitner, S. (2005a). Sexuelle Gewalt und Geschlecht. Hilfen zur Traumabewältigung bei Frauen und Männern. Gießen: Psychosozial-Verlag.

Dies. (2005b). Halbstrukturierte Erhebungsmethoden am Beispiel Problemzentrierter Interviews im Bereich Klinischer Sozialarbeit. In S. Gahleitner, S. Gerull, B. Ituarte, L. Schambach-Hardtke & C. Streblow (Hrsg.). Einführung in das Methodenspektrum sozialwissenschaftlicher Forschung (S. 42–52). Uckerland: Schibri-Verlag.

Dies. (2005c). Die Qualitative Inhaltsanalyse als flexible Auswertungsmethode in der Sozialarbeitsforschung. In S. Gahleitner, S. Gerull, B. Ituarte, L. Schambach-Hardtke & C. Streblow (Hrsg.), Einführung in das Methodenspektrum sozialwissenschaftlicher Forschung (S. 53–63).Uckerland: Schibri-Verlag.

Dies., Gerull, S., Ituarte, B., Schambach-Hardtke, L. & Streblow, C. (Hrsg.) (2005). Einführung in das Methodenspektrum sozialwissenschaftlicher Forschung. Uckerland: Schibri-Verlag.

Hanswille, R. & Kissenbeck, A. (2008). Systemische Traumatherapie. Konzepte und Methoden für die Praxis. Heidelberg: Carl-Auer-Systeme.

Henningsen, J. (1981). Autobiographie und Erziehungswissenschaft. Fünf Studien. Essen: Neue Dt. Schule.

Hentig, H. von (2004). Bildung. Ein Essay. (5. Auflage) Weinheim, Basel: Beltz.

Hermann, J. (2006). Die Narben der Gewalt. Traumatische Erfahrungen verstehen und überwinden. (2. Auflage) Paderborn: Junfermann.

Hoerning, E. (Hrsg.). Biografieforschung und Erwachsenenbildung. Bad Heilbrunn: Klinkhardt

Kavemann, B. (1997). Gesellschaftliche Folgekosten sexualisierter Gewalt gegen Mädchen und Jungen. In Bundesverein zur Prävention von sexuellem Missbrauch an Mädchen und Jungen e. V. (Hrsg.). Prävention. Eine Investition in die Zukunft (S. 215–256). Ruhnmark: Donna Vita.

Dies. (2000). Was lässt sich die Gesellschaft die Gewalt im Geschlechterverhältnis kosten? In Wildwasser (Hrsg.). Input 2. Aktuell zum Thema sexuelle Gewalt (S. 27–46). Ruhnmark: Mebes & Noak.

Kirchhoff, S. (1997). Strafanzeige: ja oder nein? – Sexueller Missbrauch vor Gericht. In G. Amann & R. Wipplinger (Hrsg). Sexueller Missbrauch. Überblick zu Forschung, Beratung und Therapie; ein Handbuch (823–836). Tübingen: dgvt.

Körner, W. & Lenz, A. (Hrsg.) (2004). Sexueller Missbrauch. Band 1: Grundlagen und Konzepte. Göttingen: Hogrefe.

Kreyssig, U. (1997). Zum Zusammenhang von sexuellem Mißbrauch und Sucht. In G. Amann & R. Wipplinger (Hrsg.). Sexueller Missbrauch. Überblick zu Forschung, Beratung und Therapie; ein Handbuch (S. 260–273). Tübingen: dgvt.

Krüger, H. & Marotzki, W. (Herg.), Handbuch erziehungswissenschaftliche Biografieforschung. (2. Auflage) Wiesbaden: Verlag für Sozialwissenschaften.

Mayring, P. (1990). Einführung in die qualitative Sozialforschung. Eine Anleitung zum qualitativen Denken. München: PVU.

Ders. (2000). Qualitative Inhaltsanalyse. Grundlagen und Techniken. Weinheim: Deutscher Studien Verlag.

Marotzki, W. (1991). Bildungsprozesse in lebensgeschichtlichen Horizonten. In E. Hoerning (Hrsg.). Biografieforschung und Erwachsenenbildung (S. 182–285). Bad Heilbrunn: Klinkhardt.

Ders. (2006). Bildungstheorie und Allgemeine Biografieforschung. In H. Krüger & W. Marotzki (Herg.). Handbuch erziehungswissenschaftliche Biografieforschung. (2. Aufl., S. 59-70). Wiesbaden: Verlag für Sozialwissenschaften.

Nicolai, R. & Schnekenburger, R. (2006). Betroffenheit als Impuls für die Weiterentwicklung der Sozialen Arbeit. Eine Analyse am Beispiel ausgewählter Berliner Projekte. Diplomarbeit an der Alice Salomon Hochschule Berlin. Online: http://www.weglaufhaus.de/literatur-/forschung/index.html. [Stand: 20.04.2009].

Oberlies, D. (2000). Finanzierung des Hilfesystems bei Gewalt gegen Frauen und Mädchen als staatliche Pflichtaufgabe. In Wildwasser (Hrsg.). Input 2. Aktuell zum Thema sexuelle Gewalt (S. 47-70). Ruhnmark: Mebes & Noack.

Olbricht, I. (2004). Wege aus der Angst. Gewalt gegen Frauen. Ursachen Folgen Therapie. München: C.H. Beck oHG.

Pryzbilla, O. (2007). Missbrauchsprozess von Eschenau. Schuld, Scham und Schweigen. Online: http://www.sueddeutsche.de/bayern/-129/420891/text. [Stand: 18.02.2009].

Rachut, E. & Rachut, S. (2004). Folgen sexueller Gewalt. Verstehen lernen helfen lernen. Königstein/Taunus: Helmer.

Rachut, E. (2006). Durch dichte Dornen. Geschichte einer Therapie nach sexueller Gewalt. Königstein/Taunus: Helmer.

Reddemann, L. (2004). Imagination als heilsame Kraft. Zur Behandlung von Traumafolgen mit ressourcenorientierten Verfahren. (10. Auflage) Stuttgart: Pfeiffer bei Klett-Cotta.

Rousseau, J. (1998). Emil oder Über die Erziehung. (13. Auflage) Stuttgart: UTB.

Schambach-Hardtke, L. (2005). Theoretische Hintergründe sozialwissenschaftlicher

Forschungsmethoden. In S. Gahleitner, S. Gerull, B. Ituarte, L. Schambach-Hardtke & C. Streblow (Hrsg.). Einführung in das Methodenspektrum sozialwissenschaftlicher Forschung (S. 12-24). Uckerland: Schibri-Verlag.

Schulze, T. (1993). Lebenslauf und Lebensgeschichte. In D. Baake & T. Schulze (Hrsg.) (1993). Aus Geschichten lernen. Zur Einübung pädagogischen Verstehens (S. 174-226). Weinheim, München. Juventa.

söw (2008). Kindesmissbrauch. Vergewaltigt und verachtet. Online: http://www.stern.de/tv/sterntv/:Kindesmissbrauch-Vergewaltigt/622438.html. [Stand: 18.02.2009).

Schütze, F. (1978). Die Technik des narrativen Interviews in Interviews in Interaktionsfeldstudien - dargestellt an einem Projekt zur Erforschung von kommunalen Machtstrukturen. (2. Auflage) Bielefeld: Universität Bielefeld.

Spies, A. (2000). „Wer war ich eigentlich". Erinnerung und Verarbeitung sexueller Gewalt. Frankfurt/Main: Campus.

Spöhring, W. (1989). Qualitative Sozialforschung. Stuttgart: Teubner.

Schaub, H. & Zenke, K. (2000). Wörterbuch Pädagogik. München: dtv.

Tedeschi, R. G. & Calhoun, L. G. (1995). Trauma & Transformation. Growing in the Aftermath of Suffering. London, New Deli: SAGE.

Dies. (2004). Posttraumatic Growth: A new Perspective on Psychotraumatology. Online: http://www.psychiatrictimes.com/display/article/10168/54661?pageNumber=1. [Stand; 25.02.2009].

Trube-Becker, E. (1997). Historische Perspektiven sexueller Kontakte zwischen Erwachsenen und Kindern bzw. Jugendlichen und die soziale Akzeptanz dieses Phänomens von der Zeit der Römer und Griechen bis heute. In G. Amann & R. Wipplinger (Hrsg.). Sexueller Missbrauch: Überblick zu Forschung, Beratung und Therapie; ein Handbuch (S. 39-51). Tübingen: dgvt.

UN - United Nations (1990). Un-Kinderrechtskonvention. Artikel 34. Online: http://www.aufenthaltstitel.de/unkinderrechtskonvention.html#34. [Stand: 15.01.2009].

Wildwasser e. V. (Hrsg.) (2000). Input 2. Aktuell zum Thema sexuelle Gewalt. Ruhnmark: Mebes & Noak.

Wildwasser e. V. (Hrsg.) (2004). Betrifft: Professionalität. Online: http://www.wildwasser-berlin.de/seiten/wiwa_professionalität.pdf. [Stand: 12.01.2009].

Wipplinger, R. & Amann, G. (1997). Zur Bedeutung der Bezeichnung und Definition von sexuellem Missbrauch. In G. Amann & R. Wipplinger (Hrsg.), Sexueller Missbrauch. Überblick zu Forschung, Beratung und Therapie; ein Handbuch (S. 13-38). Tübingen: dgvt.

Witzel, Andreas (1982). Verfahren der qualitativen Sozialforschung. Überblick und Alternativen. Frankfurt/Main, New York: Campus.

Ders. (2000). Das Problemzentrierte Interview. Online: http://qualitative-research.net/index.php/fqs/article/view/1132/2520. [Stand: 10.05.2009].

FSC
www.fsc.org
MIX
Papier | Fördert
gute Waldnutzung
FSC® C083411

Kolibri 360 GmbH
Ferdinand-Jühlke-Straße 7
99095 Erfurt, Deutschland
produktsicherheit@kolibri360.de